Sexualaufklärung und Herausforderung Pornographie

Harri Wettstein

Sexualaufklärung und Heraus- forderung Pornographie

Zur digitalen Wirklichkeit des Porno-Konsums bei Jugendlichen

Mit einem Geleitwort und einem zusätzlichen Beitrag von Jakob Pastötter

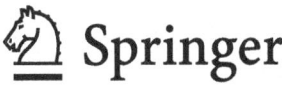 Springer

Harri Wettstein
sympto.org
SymptoTherm Foundation
Lully VD, Schweiz

Der Orignaltext in Französisch wurde erarbeitet für einen Master of Advanced Studies et Diplôme d'enseignement de la philosophie pour le degré secondaire II an der Haute Ecole Pédagogique (Pädagogische Hochschule) von Lausanne, im Juni 2011. Aktualisierte, erweiterte und überarbeitete deutsche Fassung 2016.

ISBN 978-3-658-13240-8   ISBN 978-3-658-13241-5 (eBook)
DOI 10.1007/978-3-658-13241-5

Die Deutsche Nationalbibliothek verzeichnet diese Publikation in der Deutschen National-bibliografie; detaillierte bibliografische Daten sind im Internet über http://dnb.d-nb.de abrufbar.

Gedruckt auf säurefreiem und chlorfrei gebleichtem Papier

Springer ist Teil von Springer Nature
Die eingetragene Gesellschaft ist Springer Fachmedien Wiesbaden GmbH

Geleitwort

Je nach Perspektive ist es einfach nur paradox oder zum Verzweifeln: Auf der einen Seite sind wir besessen von „Bio" und träumen von einem „natürlichen Umgang" mit unserem Körper. Alles soll, alles muss „natürlich" sein, und wenn es natürlich ist, dann ist es in der Wahrnehmung der meisten auch identisch mit „gut". Auf der anderen Seite geben wir uns jedoch mit billigem und gefälligem „Ersatz" und allerlei pharmakologischen Helferlein zufrieden, solange es nur bedeutet, keine Anstrengung – sei sie körperlich, emotional oder intellektuell – auf sich nehmen zu müssen. Das Beharren und Einfordern von Natürlichkeit entpuppt sich bei näherem Hinsehen denn auch häufig genug als höchst effektive Verschleierungstaktik, die unser ehrliches Verlangen nach Echtheit paart mit unserem ebenso großen Wunsch nach Befriedigung unserer Bedürfnisse, was dann auf einen anstrengungslosen, einen „konvenienten" Konsum hinausläuft. Damit betrügen wir uns aber selbst, denn je vermeintlich anstrengungsloser uns dieser Konsum gelingt, desto höher ist in Wirklichkeit der Preis an Natürlichkeit und Echtheit, der dafür bezahlt werden muss: Natura non facit saltus – die Natur macht keine Sprünge.

Obwohl uns der Verstand etwas anderes vorgaukelt, sind wir in erster Linie Natur, d. h. biologischer Körper, und als solcher eingebunden und eingebettet in die Regeln der natürlichen Umwelt mit ihren Gesetzen und Rhythmen. Ein Verletzten dieses Regelwerks zeitigt kurzfristig ganz ohne Zweifel enorme Vorteile; ob die nachhaltig sind, muss bezweifelt werden, denn ein Preis wird früher oder später immer fällig, wie sich am deutlichsten am Doping zeigt. Die Verlockung ist freilich so groß, dass die Geschichte der menschlichen Zivilisation die Geschichte übermenschlicher Willensanstrengungen und maßloser Wollust ist, (und) die gleichzeitig zur körperlichen wie emotionalen Erschöpfung führt. Erstaunlich wird es, wenn Argumentationslinien verwendet werden, die Eingriffe mit der Natürlichkeit der dazu verwendeten Mittel rechtfertigen: So wird etwa die Nützlichkeit des Marihuanas mit seiner Pflanzlichkeit werbewirksam betont und die hormonelle Empfängnisverhütung als Nachahmung der Schwangerschaft betont.

Besonders deutlich tritt dieser Mechanismus der Legitimation von bloß kurzfristiger Befriedigung mit vermeintlicher Natürlichkeit zutage, wenn Befürworter der Pornographie argumentieren, dass diese nur Sex zeige. Weil Sex aber etwas Natürliches sei, sei er auch gut, und deshalb müsse Pornographie ebenfalls gut sein. Vor allem im deutschsprachigen Raum herrscht gar nicht so selten die auf diesem Analogieschluss beruhende Vorstellung, dass es deshalb kein Problem darstelle, selbst Kindern die gesamte Palette der nach wie vor eigentlich und aus gutem Grund nur für Volljährige legalen Pornographie zugänglich zu machen, die nur sexuelle Aktivitäten mit Kindern, mit Tieren, und im Zusammenhang mit Gewaltanwendungen ausschließt. Ganz selbstverständlich fordern deshalb etwa die staatlich geförderten Sexualpädagogen in Deutschland das Fallenlassen der Altersbegrenzung beim Erwerb und beim Konsum, denn – so ihre Argumentation – eine solche sei heute nicht mehr zeitgemäß, werde der Lebensrealität der heutigen Kinder und Jugendlichen nicht mehr gerecht und kriminalisiere zu Unrecht und schädlicherweise das natürliche Bedürfnis nach Lust und Befriedigung. Das Fatale daran: Kinder würden dann Sex zuerst als visuelles Unterhaltungsmedium kennenlernen, noch bevor sie überhaupt eine Chance gehabt hatten, Sex für sich selbst und aus sich selbst im Wechselspiel mit einem Partner zu entdecken.

Es ist eben so, dass Pornographie gerade nicht der Sphäre des „Natürlichen" zugerechnet werden kann, da sie zum einen eines Mediums bedarf, das schon per se „künstlich", also vom Menschen erzeugt und geschaffen ist, und zum anderen immer dramaturgisch bearbeitete Sexualität zeigt. Sonst gäbe es notgedrungen gar nichts zu zeigen, zumindest nicht im statistischen Regelfall, der immer noch bedeutet: unter einer Decke, bei gelöschtem Licht und in für einen Voyeur wenig aussagekräftiger Missionarsstellung. Man fühlt sich an das Bonmot erinnert, dass alle zurück zur Natur möchten – aber nicht zu Fuß. Und in der Tat scheinen wir das Attribut „natürlich" nicht eben stimmig und kongruent zu verwenden. Natürlichkeit entpuppt sich allzu oft als reiner ideologischer Kampfbegriff: Anstelle des ehrlichen Strebens nach Übereinstimmung und Gleichklang mit sich selbst und der Umwelt wird sie zum verbalen Deckmantel für das Unbehagen, das aus der Unfähigkeit und dem Unwillen resultiert, wirklich nach (den meist ziemlich aufwendigen und anstrengenden) natürlichen Regeln zu leben. Erlösungssehnsucht schwingt dabei immer mit.

Was wir meinen, wenn wir die Natur gegen die von uns selbst und unseren Mitmenschen gemachten Zwänge ins Spiel bringen, ist: Wir misstrauen unserer Fähigkeit als Menschen, unsere Geschicke selbst in die Hand zu nehmen, wir fühlen uns von den Entscheidungen anderer Menschen eingeengt, und wir glauben mit verzweifelter Inbrunst, dass das Paradies der Zustand wäre, in dem wir waren, bevor die menschengemachten Religionen und gesellschaftlichen Konventionen uns unserer individuellen Freiheit beraubt haben. Das ist freilich illusionäres Wunschdenken.

Dabei gibt es durchaus Lösungsansätze, die beides zusammenbringen könnten: echte Natürlichkeit und trotzdem Freiheit von den Bedrängnissen und Knebelungen, die in der vorwissenschaftlichen und vorindustriellen Zeit das Leben häufig genug kurz und voller Leiden gemacht haben. Es wäre doch zumindest einen Versuch wert, für sich selbst herausfinden, ob Lust und Genuss wirklich verlangen, Natürlichkeit zu opfern, oder ob beide nicht eine Allianz mit Steigerungspotential eingehen könnten.

Die symptothermale Methode der Empfängnisverhütung scheint für den Bereich der Sexualität durchaus erfolgversprechend zu sein. Zu lange verstellten die anfänglichen methodischen Mängel und die nicht unerheblichen Anwendungsschwierigkeiten den Blick auf die Chancen einer natürlichen Empfängnisverhütung. Kontraproduktiv erwies sich darüber hinaus die Begeisterung der katholischen Moraltheologie für die natürliche Familienplanung (NFP), denn immer noch gilt in wissenschaftlichen Zirkeln das alte Diktum des Protestantismus „Catholica non leguntur": Was Katholiken machen, braucht und darf nicht interessieren, und gut darf es schon gleich gar nichts sein.

Erst jetzt, 50 Jahre nach Einführung der „Pille ", scheint die Zeit reif zu sein, sich von solchen Vorurteilen zu befreien und der NFP eine zweite Chance zu geben, denn die technische Unterstützung durch Computer und Internet ermöglicht es, auch im Sinne einer leichten und sicheren Anwendbarkeit eine natürliche Alternative zu den biotechnischen und mechanischen Verhütungsmethoden anzubieten. Ein Selbstläufer wird das allerdings erst dann werden, wenn sich genügend Menschen auf den Weg gemacht haben, die natürlichen körperlichen Regeln und Gesetzmäßigkeiten von Empfängnis und Sexualität neu für sich zu entdecken. Dazu ist es aber zunächst nötig, zu verstehen, dass die medizinischen und pharmakologischen Interessen nicht automatisch wohltätig und freundlich sind und dass Pornographie zwar leicht konsumierbar ist, aber doch nur eine zweifelhafte Surrogatsexualität nicht ohne Nebenwirkungen befördert.

Es ist die Leistung von Ronald Harri Wettstein hier dringend notwendige Aufklärungsvorarbeit geleistet zu haben. Aus echter Überzeugung, dass die von ihm informatisierte und verbesserte symptothermale Methode die Sexualität nicht etwa einschränkt, sondern befördert, und mit großer Leidenschaft, die Potemkinschen Dörfer der Pornographie als zwar verführerische, aber nicht bewohnbare Kulissen von Sexualität zu entlarven, hat er „Sexualaufklärung und

Herausforderung Pornographie" geschrieben. Die Auseinandersetzung mit seinen Thesen und Schlussfolgerungen lohnt sich in jedem Fall, denn Wettstein ist nicht nur ein origineller Denker, von denen es im heutigen Sexualitätsdiskurs viel zu wenige gibt, er ist auch ein kühner Unternehmer, der seine Ideen gesellschaftlich umsetzt.

Das heißt dennoch nicht, dass hier ein unhinterfragbarer Stein der Weisen in Buchform vorliegt, dem nicht widersprochen werden darf. Es ist ohne Frage kühn und gewagt, Pornographiekonsum als Folge oder zumindest als Begleiterscheinung der hormonellen Empfängnisverhütung darzustellen. Die Darstellung dieser These beruht u. a. auf dem logischen Ansatz, wonach die hormonelle Verhütung die notwendige (aber freilich nicht die hinreichende) Bedingung der Pornographie-Entwicklung ist. Es lohnt sich, diesbezüglich auch den philosophischen Argumenten Wettsteins nachzuspüren.

Sind wir denn heute überhaupt in der Lage, uns noch auf den Körper und seine Signale einzulassen? Diese Frage muss jeder für sich alleine beantworten. Nicht jeder kann und will sich die Freiheit hinterfragen lassen, die der industrielle Fortschritt gebracht hat, der sich in biochemischer Massenproduktion von Hormonen genauso manifestiert wie in der Omnipräsenz von mittlerweile sieben Millionen kostenlos und ohne Zugangsbeschränkung verfügbaren pornographischen Filmen und Clips, alleine beim weltweit größten Anbieter.

Vielleicht wird der eine oder andere aber im Anschluss an die Lektüre zumindest einmal versuchen wollen, am eigenen Leib, herauszufinden, ob Sexualität ohne pharmazeutische Hilfsmittel befriedigender und ohne Pornographie möglicherweise auch sinnlicher ist – schon alleine, weil die Beschränkung auf das alles dominierende Schauen wegfällt. Natürliche Alternativen können die Sexualität sicher erweitern, so wie es auch nicht immer Tütensuppe und Fertigpizza mit Analogkäse, obwohl sie so konsumentenfreundlich erscheinen, sein müssen. Vielleicht gilt deshalb auch für den Sex, dass nichts etwas wert ist, was nichts kostet. Die Erfahrungen werden so oder so für sich selbst sprechen.

Düsseldorf   Dr. Jakob Pastötter
25 Oktober 2015   Präsident der Deutschen Gesellschaft für
                                 Sozialwissenschaftliche Sexualforschung (DGSS)

Vorwarnung an den (noch naiven) Leser

Karl Marx zitiert als Auftakt zu seinem Monumentalwerk *Das Kapital* den berühmt gewordenen Passus, den Dante in seiner *göttlichen Komödie* auf das Hölleneingangsportal angebracht hatte. „Trete ein, wer immer du auch bist, aber lass all deine Hoffnung fahren" (Kap. 3, Lied 3, Anfang). Mit einer ähnlichen Botschaft müsste auch der Leser vorgewarnt werden, bevor er in die Sümpfe des mehrheitlich männlichen Reptilhirns hinabsteigt, um das Phänomen der Pornographie zu durchleuchten, das – wie wir zeigen werden – sämtliche Gendertheorien, die sich zu diesem Thema ausschweigen, krass widerlegt. Daraus dann noch eine pädagogische Untersuchung zu machen, ist nicht gerade „sexy". Ein Beweis genüge: In der ganzen Westschweiz hat sich bislang niemand von den Gesundheitsstellen und der Sexualaufklärung mit diesem prestigelosen Thema in Szene gesetzt. Auch gibt es hierüber keine Doktorarbeiten. Dennoch weiß man ganz genau, dass die Jugend wöchentlich Stunden auf den Pornoseiten herumsurft oder sogar täglich auf ihren Smartphones. Es ist deshalb überfällig, in diese schmuddeligen Versuchungen des heutigen *Infernos* hinabzusteigen.

Kaum kamen die ersten Gewitterwolken am Horizont des öffentlichen Gesundheitswesens auf mich zu (die mich wie seinerzeit ein Sokrates als gefährlichen Jugendverführer brandmarkten), schüttelte mich mein ursprünglicher Masterbetreuer fluchtartig ab: Ich musste inmitten der Niederschrift nach einem neuen Betreuer Umschau halten, was sich übrigens als eine der größeren Herausforderungen dieser Feldstudie herausstellte.

Die Fachwissenschaftler auf diesem Gebiet waren nicht hier am Genfersee auffindbar; entdeckt habe ich sie in Österreich und Deutschland! Dank deren Vorarbeit bin ich heute in der Lage, vor eine Klasse mit vierzehn- bis zwanzigjährigen Schülern zu treten und dort eine dieser Lerneinheiten durchzunehmen. Jeder Pädagoge, der nachfolgende Seiten durcharbeitet, wird dasselbe tun können. Als ich den Weg in dieses Verwirrspiel antrat, war ich tief davon überzeugt, dass da noch Hoffnung auf klare Lösungen bestehen könne. Zumal wir Alten, die Erzeuger dieses Porno-Tsunamis, der auf die Jugend niederfegt, uns endlich einmal selbst besinnen sollten, wie diese Krake in einen kohärenten Diskurs zu gießen ist, damit wir der Jugend auf ihrer Suche nach ihrer sexuellen Identität beistehen können. Dazu kommt: Der Pornowirtschaftszweig ist geheimer als das Schweizer Bankkonto es einmal war.

Ganz besonders hilfreich war der Philosoph Prof. Christophe Calame, mein ehemaliger Studienkollege, der mir aus der Patsche geholfen und ohne Zögern die Betreuung dieser Arbeit übernommen hatte. Diese Schrift ist nicht zuletzt eine scharfe Kritik an der von ihm so oft zitierten „Biomacht", *biopouvoir,* unserer Gesellschaft, d. h. an der unterdrückenden Macht der kollektiven medizinischen Entscheidungen, wie sie schon der französische Philosoph Michel Foucault, von dem der Ausdruck stammt, angeprangert hatte.

Als Sekretär einer Stiftung – sie hat sich auf die Beobachtbarkeit des Frauenzyklus spezialisiert (ein Wissen, das zu einer sicheren natürlichen Verhütung oder bei Empfängnisschwierigkeiten sehr nützlich ist) – hatte ich 2006 eine Art Erziehungsroman in Jeremias Gotthelf's Sinne herausgebracht: *Sandra et Timmy – une autre sexualité racontée aux jeunes et moins jeunes, hommes et femmes*[1], zu Deutsch jüngst erschienen unter dem Titel *Den Geheimcode des Körpers kennen. Grundlagen der Sexualökologie. Für junge Frauen und Männer.* Darin wurde die Pornographie nur ganz am Rande gestreift. Der Grund: Die von mir entfaltete „etwas andere Art" der Sexualität fördert das positive Erleben und Entwickeln der eigenen Sexualität mit dem Wissen um das weibliche Zyklusgeschehen – einem Wissen, das die Achtsamkeit in die Beziehung einbringt – und nicht mit dem sich abkapselnden Konsum des Pornographiegeflimmers. Die Jugend steckt aber voll drin! Es bot sich während meines außergewöhnlich verspäteten und einer eigenen Story werten PH-Jahres hier in Lausanne die einmalige Gelegenheit, dieses von Wissenschaftlern verabscheute und gefürchtete Minenfeld zu betreten. Ich nehme diesen Gang ganz auf mich – als selbstständiger Philosoph und Forscher, ganz unabhängig von meinen Verpflichtungen gegenüber der SymptoTherm-Stiftung. Dieses Vorwort sei eine ganz besondere Warnung an die StiftungsrätInnen. Ihnen sei von der Lektüre der kommenden Seiten dringend abgeraten. Der Stiftungsrat gab mir völlige Freiheit, das Thema nach meinen Gutdünken zu bearbeiten. Ich danke ihm für sein Vertrauen.

Ich bin sehr glücklich darüber, dass Herr Dr. Reinald Klockenbusch vom Springer-Verlag meine deutsche Übersetzung dieser durchaus zeitgemäßen, dringenden, aber sehr unbequemen Masterarbeit auf meiner Homepage entdeckt und

---

[1]Wettstein (2006b).

mir geholfen hat, sie maßgeblich zu verbessern. Schließlich gebührt Prof. Jakob Pastötter ein besonderer Dank. In seinem Nachwort findet sich eine wertvolle Analyse zur eindimensionalen und ideologisierten Sexualaufklärung in Deutschland. Aus meiner schweizerischen Distanz sehe ich viele positive Entwicklungen in Süddeutschland, teile aber seine allgemeine Diagnose in Bezug auf andere Länder, die ich besser kenne: Arztpraxis, staatliche Sexualpädagogik und Pharma haben sich in Frankreich, England, den USA und allen vermeintlich „aufgeklärten" Staaten, wohl auch in Deutschland, zu einer unheiligen Allianz zusammengefunden, die gerade auch mein Text bloß zu legen versucht.

Literatur

Wettstein, H. (2006a). *Wenn Sex und Fruchtbarkeit Freundschaft schliessen (ersetzt 2014 durch SymptoTherm komplett).* Lully VD: Ed. SymptoTherm.

Wettstein, H. (2006b). *Sandra et Timmy: une autre sexualité, racontée aux jeunes et moins jeunes, hommes et femmes.* Lully VD: Ed. SymptoTherm.

Wettstein, R. H. (2012). *Den Geheimcode des Körpers kennen. Grundlagen der Sexualökologie, für junge Frauen und Männer.* Berlin: Frieling.

Wettstein, H. (2014). *SymptoTherm komplett, Die sicherste ökologische Empfängnishilfe und Verhütung.* Lully VD: Ed. SymptoTherm.

Inhaltsverzeichnis

Einleitung: Das Problemfeld

1

Zusammenfassung

In der Wissenschaft herrscht eine verdächtige Ratlosigkeit bezüglich der Pornographie. Der Grund ist, dass dieses Thema bislang nie vom ethischen Standpunkt aus wissenschaftlich erforscht wurde. Soziologische oder psychologische Umfragen behandeln das Phänomen des Pornokonsums nur oberflächlich und verdrängen die emotionalen Folgen. Wie können wir Erwachsenen, die selber in Sachen Porno unaufgeklärt sind und vermutlich selber einen mehr oder weniger reflektierten oder süchtigen Pornokonsum unterhalten, unseren Kindern Schutzfaktoren mitgeben, die ihnen helfen, einen aufgeklärten Umgang mit diesem Phänomen zu finden?

Im Gegenzug zur mehrheitlich negativen Einschätzung der Pornographie auf die Jugend, vor allem weil sie eine frauenfeindliche Einstellung fördere, lobt die Presse unverhohlen und regelmäßig die Verdienste dieses oder jenes (weiblichen) „Pornostars" – schon das Wort ist Beweis genug –, die durch ihr Gehabe zu einer sage und schreibe respektablen Businessfrau geworden ist, oder jener Sexkolumnistin, die unbedenklich als ehemalige „Pornodiva" porträtiert wird, um Herrn

© Springer Fachmedien Wiesbaden 2017   1
H. Wettstein, *Sexualaufklärung und Herausforderung Pornographie*,
DOI 10.1007/978-3-658-13241-5_1

und Frau Bünzli aus ihrer Sexmisere zu helfen.[1] Dieser Tendenz zufolge ist für das Mädchen die Arbeit als Pornofrau zu einer durchaus akzeptablen, je ehrenhaften Karriereoption geworden. Ist die *Fuckee* Opfer einer neuartigen Ausbeutung oder, gerade im Gegenteil, Pionierin und Expertin in Sachen Sex? In der ersten Ansicht müsste der Porno mit allen erdenklichen Mitteln bekämpft werden, in der zweiten hingegen kündigt der Porno eine verheißungsvolle neue Sexepoche an. Soviel zur ersten Antinomie, welche die gegenwärtige Studie untersuchen und auflösen wird.

Ende 2006 bricht eine neue Ära an: Durch die Aufschaltung von Youporn, das seit 2012 in Pornhub zusammen mit noch anderen Portalen wie Redtube integriert wurde (offenbar hatte im Pornomarkt eine Fusionswelle stattgefunden), werden Tausende von Kurzfilmen gratis dargeboten. Jeden Tag kommen Dutzende, ja Hunderte hinzu. Pornhub wird von den Jugendlichen am meisten aufgesucht. Diese Tendenz ist steigend, schon allein deshalb, weil das Portal den Smartphones optimal angepasst wurde. Es braucht keine lange Analyse, um festzustellen, dass sich der professionelle Porno mit Amateurfilmen bunt mischt: Weniger hübsche bzw. weniger aufgetakelte Frauen, auch ältere Darstellerinnen, auch ganz normale Penisgrößen usw. sind zu sehen, sodass der herkömmliche Pornowebsite sich eine Nische suchen muss. Um zu überleben muss er auf diesen Portalen in Form von Gratisangeboten präsent sein und seine Clips nach ganz bestimmten Vorgaben aufschalten (vgl. Anhang).

Youporn hatte verschiedentlich neue Wege eingeschlagen. Es war das erste Pornoportal, auf dem auch ein Kapitel *Instructional*, eine Rubrik mit Inhalten aus der *Sexualaufklärung*, erscheint, auf der englische und amerikanische Sexualerziehungsstellen mit ihren Aufklärungsvideos versuchen gegenzusteuern: Deren Grundbotschaften sollen die Jugend beruhigen durch eine Art Primärprävention, bei der die wahrhaftige „normale" Sexualität zum Zuge kommt im Stile von „Es ist nicht die Penisgröße, auf die es ankommt" oder „Der Porno ist nicht das, was

---

[1]Rubrik in der von der Jugend meistgelesenen Gratiszeitung *20 min* (03.02.2011). L'ex-fliquette de *Secret Story* fait son beurre avec le porno, S. 36, und die Rubrik *Brigitte Lahaie répond aux questions* (2011). *Lausanne Cité,* in der die Autorin als „Égérie des films pornographiques des années 70, âge d'or du genre" bezeichnet wird, zu Deutsch, als noble Pornodiva der siebziger Jahre! Wir erfahren dort, dass das goldene Porno-Zeitalter schon vorüber ist! Was bedeutet dieser nostalgische Verweis? Obwohl diese „Sexpertin" Brigitte in ihrer Rubrik nicht völlig an der Sache vorbeiredet, so macht sie uns deutlich, dass der Porno sich eingebürgert hat und sie selber eine gewisse Autorität in Sachen Sexualerziehung in Anspruch nehmen kann. Sie stuft sich auf einer höheren Sozialebene ein als die Prostituierte. Vgl. Fischer, M. (2015), auch Ein Pornostar darf nie versagen, *20 min, 19. November (2015)* Titelseite!

sich gewöhnlich zwischen einer Frau und einem Mann abspielt".[2] Auch ich habe dort ein paar Clips unserer Stiftung SymptoTherm über den Frauenzyklus eingestellt, um herauszufinden, wie die Besucher auf die Problematik der Zyklusbeobachtung und der Fruchtbarkeit ansprechen, und auch um diese Forschungsarbeit möglichst lebensnah zu gestalten.

Es fragt sich, weshalb unsere Sexualaufklärungsstellen nicht auf die Idee gekommen sind, ihre Botschaften auf Youporn[3] aufzuschalten. Es fragt sich auch, was sie in Sachen Primärprävention unternehmen, Hauptgegenstand dieser Studie.

Die *Primärprävention* hat zum Ziel, den Jugendlichen Botschaften zu vermitteln, die ihnen helfen, die pornografischen Inhalte zu verarbeiten, zu ihnen Distanz zu gewinnen und nicht davon abhängig zu werden. Die *Sekundärprävention* soll bei Jugendlichen eingreifen, die regelmäßig Porno konsumieren und die damit nicht glücklich sind. Die *Tertiärprävention* greift bei Suchtverhalten ein. Unser Hauptanliegen gehört der Primärprävention.

Zusammen mit den anderen Portalen ist das Pornhub-Rahmenportal im Wesentlichen eine gigantische Werbefläche mit kostenlosen Video-Appetitanregern für längere, weiterführende und deshalb kostenpflichtige Produkte. Die unbeschreibliche Vielfalt des Angebots lässt darauf schließen, dass der Konsument dort zuerst seinen Gratisapéro nimmt, um auf den Geschmack zu kommen, bevor er allenfalls zu Einkäufen übergeht. In diesem Fall muss er sich auf der jeweilig ausgesuchten Homepage per E-Mail eintragen und dort sein Konto eröffnen. Auf anderen Werbe-Sites kann er in seiner Gegend eine Prostituierte aufgabeln bzw. eine Frau, die auf sexuelle Abenteuer aus ist. Diese Kontaktbörsen sind kostenpflichtig. Das Pornhub-Phänomen ist der schlagende Beweis dafür, dass dieses Bildmaterial durch das immer niederschwelliger gewordene Angebot von pornografischen Inhalten unmittelbar auf das Sexualverhalten Einfluss nimmt. Vierzehnjährige filmen sich in Geschlechtsakten und geben diese Filme auf den Smartphones weiter![4] Gewiss werden die Jugendlichen im Normalfall keine Prostituierte in ihrer Umgebung suchen, das wird hingegen der Sexsüchtige tun, der auf diesen Portalen überall auf der Welt eine sexwillige Frau, meist eine Prostituierte, gleich um die Ecke auftreiben kann. Sind dem Jugendlichen die finanziellen

---

[2]http://bishuk.com und www.gurl.com.

[3]2015 findet sich diese Rubrik *Instructional* immer noch dort, leider aber nicht auf Pornhub, sondern nur auf Youporn.

[4]Dieser Fall hat sich im September 2015 in Neuenburg ereignet und wurde in der Presse kommentiert, weil unter Sechzehnjährige im Schutzalter diesen Film zu Gesicht bekamen! Die Grauziffer solcher Aufnahmen kennen wir nicht.

Mittel nicht zu schade, wird er versucht sein, sich auf einem dieser Pornosites zu abonnieren, um herauszufinden, was dahinter steckt. Lieber Leser, nimm dich in Acht, sobald du auf den Pornhub-Werbeangeboten zu surfen beginnst.[5] Du trittst wie der Zauberlehrling eine Lawine von automatisch wiederkommenden Fangbotschaften los, die du nicht mehr loswirst und die du auch nicht mehr abstellen kannst. Genau das ist Max und Lili im Erziehungs-Comic *Lili wird im Internet überrumpelt* passiert[6]!

Pornhub und Co. umgeben sich mit einem Hauch an Ehrlichkeit; doch um Geld zu verdienen, werden auch die niederträchtigsten Werbeanbieter akzeptiert – natürlich mit dem Hinweis, dass der Hub bezüglich dieser Inhalte keine Verantwortung übernimmt. Gewiss stellen die Gratisinhalte von Pornhub die geringste Gefahr dar. Diese lauert dort, wo der Jugendliche aus Neugier sich in diesen Werbeangeboten verheddert. Und dort fängt das Inferno, von dem Eingangs mit dem Dante-Zitat die Rede war, allererst an, auch das der Pädophilie und der nackten Gewalt.

Ganz erstaunlich ist, dass Anbieter, welche z. B. auf Youporn einen Pornoclip aufschalten wollen, einen durch Youporn festgesetzten ethischen Code berücksichtigen müssen. Dieser ist sogar ziemlich einschränkend und unterliegt den amerikanischen Behörden, die in dieser Hinsicht schon einiges gegen die Pornoflut gesetzlich durchgesetzt haben[7]. Youporn verbietet z. B. Jugendlichen unter 18, vor die Kamera zu treten. Die kostenpflichten Sites, nicht jedoch Pornhub, verlangen von allen Benutzern, dass sie ihr Alter durch die Aussage „ich bin älter als 18" bestätigen, um auf das entsprechende Portal zu gelangen. Freilich, sofern die Eltern keinen Kinderschutz vorgeschaltet haben, z. B. K9webprotection.com, den Youporn übrigens ausdrücklich empfiehlt, kann jedes Kind überall hin surfen. In der Schweiz und in Österreich ist dieses Mindestalter schon vor einiger Zeit auf 16 herabgesetzt worden.

In den Ländern mit großer Pornoproduktion wie in den USA oder Deutschland ist das Mindestalter nach wie vor 18. Dafür wird dort dafür geworben, dass die Mädchen möglichst mit 18 (in der Schweiz wäre das ab 16 möglich) einen

---

[5]Ich habe auf meinen Feldstudien nur kostenlose Angebote angeschaut. Eine weitergehende Studie müsste auch den kostenpflichtigen Angeboten nachgehen. Auf der jüngst dazugekommenen Pornographie-Site pinkpornstars.com weicht das Konzept etwas ab. Man wählt alphabetisch nach DarstellerInnen aus und kommt dann direkt auf deren Homepage, die mit Werbung vollgespickt ist.

[6]Bloch, S. und de Saint Mars, D. (2006) *Lili se fait piéger sur Internet,* Coppet VD: Calligram, Nr. 75, S. 10 und 11. Leider existieren diese brillanten Comics nicht in Deutsch.

[7]Es handelt sich um die *No-No-Liste,* vgl. Anhang.

Pornoclip über sich selber einschicken, entweder um etwas Geld zu verdienen oder um dem eigenen Narzissmus zu huldigen. Alte und Junge werden aufgefordert, Hässliche wie Hübsche, Dicke und Dünne, jedermann. Es findet ein über die Generationen stattfindender öffentlicher Exhibitionismus statt.[8] Diese in ihrem Angebot uferlosen Portale sind mitunter zu eigenen Märkten geworden, auf denen sich alle Verhaltensweisen in Szene setzen, bekannte und neuartige, ästhetische und abscheuliche. Kündigen sie gar eine neuartige „Sexualbefreiung" an? Was bedeutet diese abgegriffene Floskel heute noch? Wir sind hierauf eine klare Antwort schuldig.

Die jüngste Pornoentwicklung hat sich vom kostenpflichtigen „Porno schick" der Neunzigerjahre auf den flächendeckenden, kostenlosen Porno Tutti Frutti verlagert. Von dieser Youporn-Tendenz beeinflusst entstanden neuartige Angebote, die jenen feministischen Standpunkt, der sich resolut gegen den Sexismus im Porno zur Wehr setzt, glatt unterlaufen. Als Beispiel sei hier das australische Portal abbywinters.com erwähnt [9], das seine amerikanischen und russischen Nachahmer gefunden hat. Diese Portale rekrutieren ausschließlich Mädchen „zwischen 18 und 25". Man sieht dort kaum tätowierte Typen, die sämtliche weiblichen Körperöffnungen mit ihrem Penis bearbeiten. Dort sind praktisch ausschließlich Mädchen zu sehen, ab und zu eines mit seinem Freund, mit denen groß geprahlt wird, sie seien „Models", und dass sie gegen Entgelt ihre drei Körperöffnungen zur Schau stellen, befingern und daneben den Kunden auf dem online Chat zur Verfügung stehen. Damit soll die Wirklichkeitsnähe der Masturbationsdarbietungen – „das Mädchen von nebenan" – konkret werden. Die weibliche Selbstbefriedigung auf Internet, die Lesbenszenen sowie die Darbietung der geöffneten Vulva in allen möglichen, auch Yoga- oder akrobatischen Positionen (ja, auch das gute alte Yoga muss da herhalten) gelten nun als die neuen Übergangsrituale, mit denen das Mädchen zur Frau werden soll – unter dem Motto: „Ich bin ‚Model' auf *abbywinters* und damit bin ich eine erwachsene Frau geworden." Es wird der „Beweis" dargebracht, dass diese Mädchen ihre Obszönitäten mit „Wonne" zur Schau stellen, anscheinend fernab von Männerunterdrückung und jeglichen

---

[8]Ich werde hier den Porno und die Homosexuellen nur ganz am Rande behandeln. Mittlerweile (2015) ist die männliche Homosexualität auf gleicher Ebene unter den anderen Varianten auffindbar. Sie wird also insofern nicht diskriminiert, aber scharf von heterosexuellen, bisexuellen und hermaphroditischen Sexinhalten (Shemale) getrennt. Vgl. Pornhub-Kategorien im Anhang.

[9]Die gegenwärtige Themenbearbeitung beansprucht nicht, sämtliches Bildmaterial integriert zu haben. Das wäre schlicht unmöglich. Es gibt hingegen Portale mit Klassifizierungen, die ich nicht durchgekämmt habe. Seriöses Material habe ich gefunden auf Portalen wie: http://www.pbs.org/wgbh/pages/frontline/shows/porn/.

Schamgefühlen. Der traditionelle Feminismus, bei dem es u. a. die Würde der Frau zu ehren und zu schützen gilt, hat hier ausgespielt, findet keine Angriffsfläche mehr. Und in der Genderecke herrscht betretenes Schweigen.

Zur Imagepflege heißen die jungen Mädchen auf diesem Portal schönfärberisch „Models", die, so wird selbstlobend hervorgehoben, „gut bezahlt" seien. Zudem soll durch deren „Kunst" humanitäre Organisationen unterstützt werden, ausgerechnet im Bereiche der schlecht gestellten Kinder.[10] Unerwartet stehen wir vor der Variante des humanitären Fucks, die sich als respektables humanitäres Hilfswerk ausgibt. „Indem ich Gold Premium Client dort werde, sagt sich der User, tue ich etwas Gutes für die Menschheit und kann gleichzeitig meine Sexphantasien stimulieren und ausleben, indem ich mit diesen Mädchen auf dem Chat herumschäkere und mir einen runterziehe", das ist so der Grundtenor. Die humanitäre Ausrichtung soll gleichzeitig das allfällig schlechte Gewissen ihrer „Models" besänftigen, ebenso dasjenige der sensibleren Pornogucker, um dem Selbstbefriedigungsakt eine noch nie da gewesene Noblesse zu verleihen. Die Tendenz hin zum lebensnahen, humanitären, auch ökologischen Erleben, kurz der Hang zum gefahrlosen und „Komplexe befreienden" Amüsement der Popkultur, zum organisierten Einlullen des spielverderberischen schlechten Gewissens, strafen alle jene vergangenen und gegenwärtigen Analysen Lüge, die davon ausgehen, dass der Porno grundsätzlich keine Auswirkungen auf das persönliche Verhalten im normal geführten Leben habe und dass die Konsumenten den Unterschied zwischen Wirklichkeit und Pornofantasie sehr wohl beherrschen. Dem ist aber bei vielen Jugendlichen, die selbst gemachte Pornoclips auf Ihren Handys herumschicken, längst nicht mehr so.

Zusammengefasst

Obsolet wird die klassische Pornodefinition, gemäß deren a) eine sexuelle Erregung provoziert *und* b) dadurch gleichzeitig eine Person, die Frau, erniedrigt wird. Gewiss will der Porno den Zuschauer nach wie vor sexuell aufreizen. Das trifft wohl den Kern der Sache. Kann er aber heute noch in Bezug auf die Frau, auch auf der öffentlich zugänglichen Internetsphäre, durchgehend als verletzend und herabsetzend betrachtet werden? Wenn nicht, wenn sich die Frau, die Sexualität an sich, dadurch selber neu erfinden kann, wie soll also die Pornographie umdefiniert werden? Das ist die andere, wesentliche Frage; sie trifft in das Herz der (fundamentalistischen) Gendertheorie, die behauptet,

---

[10]http://www.abbywinters.com/about/donations.

dass auch letztlich die biologische Sexualität eine soziale Konstruktion sei (sic!), womit wir uns gezwungenermaßen auseinandersetzen müssen. Angesichts der Verniedlichung dieses Phänomens, angesichts der Kreativität der Pornografen, im Internet neue gewinnbringende Business-Modelle zu schaffen, kennt der Pornowildwuchs kein Ende. Der renommierte FAZ-Autor Claudius Seidl liefert neuerdings ein „Plädoyer für die Pornographie"[11]. Sexualaufklärung und die Jugendpornographie sind für ihn gar kein Thema: „Alle schauen." Das ist zurzeit der Grundtenor in den Medien, mit dem die Problematik verharmlost und verdrängt wird. Diese intellektuelle Angeberei können sich die Gesundheitsämter und Schulpädagogen nicht leisten. Was bieten sie für Strategien an? Hier um den Genfersee nichts Erwähnenswertes! Finden sich vielleicht anderswo hilfreiche Interpretationen, dank deren die Jugend einen kritischen Blick entwickeln und auch die nötige Distanz zu den eigenen sexuellen Experimenten aufbauen kann? Diese hier geäußerte Aufgabe ist gemäß eines deutschen Manuals von 2011 für Pädagogen äußerst dringend geworden:[12] Der Jugend soll die Möglichkeit geboten werden, diese Pornorealität zu integrieren, sie zu relativieren und vor allem zu lernen, was gesetzlich erlaubt und was verboten ist. Die Jugend soll also bei dieser Porno-Allgegenwart, die – wir wiederholen es – von der Erwachsenenwelt her kommt, nicht „allein gelassen" werden. Sie soll „kompetent" „begleitet" werden, in aller Offenheit und Ruhe, um bei ihr ein abgeklärtes Unterscheidungsvermögen über die eigenen Sexualpraktiken zu fördern.

Diese Zielsetzung, so lobenswert sie auch ist, wir werden sie nachfolgend analysieren, greift unseres Erachtens zu kurz. Sie ist lediglich eine notwendige Voraussetzung für eine tiefer greifende Sexualaufklärung. Sie ist keine hinreichende Antwort auf die sexuelle Verunsicherung und die Lebensnot, auch den Lebensüberdruss, den etliche Jugendliche, vor allem die Jungs, im Banne ihres Pornokonsums empfinden. Wird die kanadische Studie, die vor der Deutschen durchgeführt wurde, darauf eine schlüssige Antwort geben?[13] Letztlich

---

[11]FAZ.net 26.07.2015. Der Gesamttitel: Nichts als nackte Wahrheit. Zahllose Sexfilme stehen kostenlos im Internet. Eine ganze Generation wächst damit auf. Was bewirkt das in den Köpfen und Betten? Ein Plädoyer für die Pornographie.

[12]*Let's talk about porno:* Dieses von den Bundesländern Bayern, Rheinland-Pfalz und Baden-Württemberg gemeinsam geschaffene und vertriebene und dort erhältliche Manual ist 2011 herausgekommen und wird nachfolgend eingehend analysiert. Es versteht sich als Arbeitsinstrument für Pädagogen und Lehrer aller Richtungen.

[13]Gagnon, Geneviève (2007). *ça SEXprime: la pornographie sur internet et les conséquences pour les jeunes: comment intervenir.* Montréal: Ministre de la santé et des services sociaux du Québec. Mss.gouv.qc.ca/itss/evaluation.

interessiert, wie dieser Erwachsenendiskurs aussieht, der sich für beruhigend und aufklärend ausgibt und der behauptet, den Jugendlichen Orientierungswerte zu vermitteln. Welches sind diese sozialen, universellen Werte, die in diesem Zusammenhang vermittelt werden? Welches sind die wirksamsten Schutzfaktoren für die Jugendlichen? Mit diesen Fragen stoßen wir zum Kern der Untersuchung vor.

Literatur

Bloch, S., & de Saint Mars, D. (2006). *Lili se fait piéger sur Internet* (S. 75). Coppet VD: Calligram.

Fischer, M. (2015). Ein Pornostar darf nie versagen, 20 Minuten. http://www.20min.ch/people/international/story/-Ein-Pornostar-darf-nie-versagen–23704346. Zugegriffen: 28. März 2016.

FAZ.net. (2015). Nichts als nackte Wahrheit. Zahllose Sexfilme stehen kostenlos im Internet. Eine ganze Generation wächst damit auf. Was bewirkt das in den Köpfen und Betten? Ein Plädoyer für die Pornographie. http://www.faz.net/aktuell/wissen/die-zukunft-des-sex/ein-plaedoyer-fuer-die-pornographie-nichts-als-nackte-wahrheit-13709622.html. Zugegriffen: 13. Apr. 2016.

klicksafe.de. (Hrsg.). (2015). Let's talk about Porno. Arbeitsmaterialien für Schule und Jugendarbeit. http://www.mediaculture-online.de/Let-s-talk-about-Porno.1764.0.html#c10183. Zugegriffen: 10. Apr. 2016.

Die drei Manuale und deren Zugangsweise zur Pornographie

2

Zusammenfassung

Wir haben ein kanadisches, ein deutsches und ein österreichisches Manual unter die didaktische und pädagogische Lupe genommen, um daraus zu entnehmen, was im Westschweizer Kontext umsetzbar sein könnte. Solche und andere Manuale sind dazu bestimmt, diese „heiße Kartoffel" auch Lehrern anderer Fachrichtungen zuzuspielen. Das von Profamilia Waadt gehaltene Sexualaufklärungsmonopol wurde 2009 durch eine wissenschaftliche Studie des Instituts für präventive und soziale Medizin der Universität Lausanne infrage gestellt und deren Vorgehensweise wurde ausführlich kritisiert. Dieses Kapitel beansprucht keinerlei Vollständigkeit hinsichtlich der über die letzten 40 Jahre geschaffenen Pornographieliteratur. Wir werden nur punktuell darauf hinweisen. Uns interessiert, inwiefern diese Materialien sowohl bei den Pädagogen als auch bei den Schülern nützlich sein können.

2.1 Die kanadischen Empfehlungen

Ich gehe chronologisch vor: Das im Frühjahr 2007 erschienene kleine kanadische Manual *Ça SEXprime*[1] (ein Wortspiel mit „*Ça s'exprime*", *Das kann man so sagen, in SEX lässt sich in klare Worte fassen*) enthält vor allem eine

---

[1]G. Gagnon (2007). *ça SEXprime: la pornographie sur internet et les conséquences pour les jeunes: comment intervenir,* No. 9. Montréal: Ministre de la santé et des services sociaux du Québec. Mss.gouv.qc.ca/itss/evaluation.

Wohl finden wir einigen Seiten über die Pornographie auf der offiziellen Homepage ciao. ch, französische Westschweiz, doch die dortigen Informationen sind keine didaktischen Tools; sie verdienen deshalb auch keine besondere didaktische Analyse.

© Springer Fachmedien Wiesbaden 2017   9
H. Wettstein, *Sexualaufklärung und Herausforderung Pornographie,*
DOI 10.1007/978-3-658-13241-5_2

aufschlussreiche Überblicksanalyse des Phänomens. Hingegen finden wir nur einen einzigen konkreten pädagogischen Vorschlag für Lehrer. Genannt werden die Fächer Ethik oder Religion, innerhalb derer dieses Thema behandelt werden solle. Mit Erstaunen stelle ich fest, dass die kanadische Gesundheitsförderung die Pornographie-Aufklärung keinesfalls den Sexologen und sonstigen „Sexualerziehungsspezialisten" vorbehalten will, ganz im Gegensatz zur Westschweiz, in der Sexualaufklärung einem staatlichen (kantonalen) Ideologiemonopol unterstellt ist.

Die kanadische Untersuchung fand einige Jahre vor der Youporn-und-Co.-Ära, der heutigen Herausforderung der Pornoerziehung, statt. Das damalige Bild entspricht nicht mehr der heutigen, viel größere Verwirrung stiftenden Wirklichkeit. Die Untersuchung erfasst einige US-amerikanische Studien und stützt sich ganz darauf. Die Autorin des Forscherkollektivs, Geneviève Gagnon, beginnt hingegen mit einer Aussage, die nichts an Aktualität eingebüßt hat: Die allgegenwärtige Pornographie ist zur „Geräuschkulisse unserer Gesellschaft" geworden. Dessen sollte man sich erst einmal bewusst werden! Richtig. Durch dieses Bedenken wird nämlich bestätigt – was auch die deutsche Studie wiederholt –, dass es falsch ist, die heutige Jugend unschön als „Pornogeneration" zu brandmarken. Vielmehr wurde unsere Erwachsenenwelt, die voll im Porno verstrickt ist, der auch auf Bereiche wie Werbeslogans und Werbebilder übergeschwappt ist, der Schlüsselfaktor. Der für die Jugend erheblich erleichterte Zugang ist ein ausschlaggebender Bestandteil: Die Jugend wird mit Pornomaterialien schon unter zwölf Jahren durch Spam oder die Suchmaschinen „abgeholt". Die männliche Performance, so Gagnon, stehe dabei im Vordergrund, bestätigt durch das „Siegel der männlichen Macht: den Stempel der Spermaspritzer". Die Unterwerfung oder zumindest Zudienenfunktion des weiblichen Geschlechts, mit der männliche Sexfantasien angestachelt werden, entwürdige die Frau und schließe sie in die Stereotypen der unterwürfigen, meist passiven Frauenrolle ein. Durch Vorspielen weiblicher Lautäußerungen unterstreichen diese Filme die männliche Art des Lustgewinns, möglichst abgetrennt von jeglicher Emotion.

Angesichts der Suche nach männlichen und weiblichen Idealen werde der Porno bei der leicht beeinflussbaren Jugend zum neuen Richtmaß und erzeuge dadurch perverse und zwanghafte Verhaltensweisen, so Gagnon. Besonders perfide sei die Tatsache, dass die Jugend den Eindruck gewinne, dass der Sexualakt völlig risikolos sei und permanent nach einem vorgegebenen und damit gefahrlosen Schema ablaufe. Diese Voraussehbarkeit würde das jugendliche Gehirn einerseits fälschlich beruhigen, anderseits hingegen dessen affektive Entwicklung hemmen. In der Literatur wird auch bei Gagnon das „Zuschütten der Emotionen" erwähnt, wobei der politisch wohl nicht mehr korrekte Ausdruck „affektive Verrohung" gemeint, aber nicht ausgesprochen wird, vor allem, wenn auf Sexualübergriffe hingewiesen wird, die gruppenweise von verschiedenen Jungs auf ein Mädchen (Gangbang) in der Schule ausgeübt werden.

Hingegen gibt es laut Gagnon sehr wenig Studien, die den emotionalen Äußerungen der Jugendlichen nachforschen. Eine amerikanischen Arbeit von 2004 bis 2005 mit über 1500 Schülern im Alter von zehn bis 15 Jahren kommt zum Schluss, dass 24 % sehr schockiert sind; 23,6 % sind schockiert oder kommen sich überrumpelt vor; 21 % sind verlegen; 18,4 % empfinden Wut; 11 % Angst und 9,2 % Traurigkeit. Einige finden den Porno „amüsant", allerdings ohne genauere Angaben. Wirklich abgesichert, so die Studie, ist der Umstand, dass „sie (die Jungs) sich nicht immer der Folgen bewusst sind, die auf sie zukommen und auf ihr Sexualleben einen Einfluss haben könnten".

Ich halte inne: Was soll das heißen, die Jungen seien sich „nicht immer der Folgen ihrer Handlungen bewusst"? Diese Infragestellung ist grundsätzlicher Natur und typisch für alle Jugendlichen überall auf der Welt. Das war schon immer so. Nichts Neues. Man hätte gerne etwas mehr, z. B. über die Risiken, gewusst, die hinsichtlich ihres Sexualverhaltens zum Vorschein kommen. Ferner erfährt der Leser nicht, weshalb in dieser Studie die Pornographie-Aufklärung nicht geschlechtergetrennt durchgeführt wird – eine Trennung, die bei der österreichischen und deutschen Studie vorrangig ist und auch belegt wird. Es wird dort ausdrücklich nachgewiesen, dass die Reaktion auf den Porno geschlechterspezifisch grundsätzlich eine andere ist. Wir kommen auf diese Problematik in der Besprechung des österreichischen Manuals zurück.

Ganz zum Schluss wird in der kanadischen Studie dann doch auf die geschlechtsspezifischen Unterschiede Rücksicht genommen. Die Mädchen hätten neben all diesen „Cybertraumfrauen" den Eindruck, „den Anforderungen nicht gewachsen zu sein". Die Beschäftigung mit dem Körperlichen werde zur Zwangsvorstellung, das Äußerliche stehe ganz im Vordergrund. Die auf junge Frauen eingeschworenen Modeschöpfer versuchen, die ganz auf den Sex reduzierte Weiblichkeit auszubeuten wie das in der von Tally Weijl lancierten Produktpalette beispielhaft vor Augen geführt wurde. Dort muss das Mädchen folgenden Kriterien gerecht werden „totally sexy, cute, girly, having fun"[2]. So komme es, dass sich die Mädchen krampfhaft fragen, wie sie „professionell einen blasen lernen" und gleichzeitig suchten sie „verzweifelt ihren G-Punkt", so

---

[2]Auf der Homepage von Tally Weijl werden Videos gezeigt, die eine unterschwellige Sozialisierung junger Mädchen zum Porno beinhalten. Wir werden in dieser Arbeit den sexistischen Hang der Medien und der Werbung nicht behandeln, zumal die Feministinnen seit gut 40 Jahre auf diese Auswüchse aufmerksam machen, von denen besonders die jungen Mädchen betroffen sind.

Gagnon. Was sehr bezeichnend ist: Die traditionellen Vorstellungen des eher zuwartenden, wählerischen Mädchens, das die Anmache der Jungs vielleicht sogar schüchtern abweist, gelten nicht mehr. Das Mädchen soll heutzutage unbedingt „totally sexy, cute, girly" sein, diese neuen Frauenstereotypen kippen aber, so Gagnon, ins pure Gegenteil, die Prostituierte, um: „Wie geile ich die Typen auf, wie halte ich sie an der Angel?" Die Mädchen existieren nur noch als „männliche Anmache".

Dieselbe kanadische Studie bekennt, dass die Pornographie gerade auch bei den Jungs das Gefühl aufkommen lasse, nicht auf der Höhe zu sein. Sie werden „destabilisiert durch die Arroganz der Mädchen". Ich füge ein Beispiel hinzu: Die Jungs geraten schnell aus der Fassung, wenn ihnen ein Mädchen – wohl meistens auch nur zum Witz – zuruft „ich werde dir eine blasen". Gleichzeitig wird ihre männliche Tendenz, die Gefühle nicht allzu stark gegen außen zu zeigen, durch die männlichen Pornovorbilder verstärkt, die den *Fuckees* gegenüber ihre Gefühlswelt verhüllen. Der unkontrollierbare Sexappetit, das kurze Geächze beim Samenerguss, die zotige, erniedrigende Sprache, kapselt sich völlig von den echten Gefühlen ab; die Pornogecken müssen den Eindruck erwecken, dass sie es sehr oft und mit verschiedenen Frauen „ganz wüst" treiben. Zu alledem bleibe für die Jungs der Porno eine wichtige Informationsquelle über die Sexualität. „Sie möchten ihre Blondine dazu bringen, ihnen einen runterzulutschen und ängstigen sich gleichzeitig wegen ihrer Erektionsfähigkeit." Zu befürchten sei, dass etliche „davon abhängig, ja süchtig werden, um schließlich ganz auf sogenannte normale Sexualakte zu verzichten". Gagnon kommt zum Schluss: „Die dem Porno ausgelieferten Jugendlichen fühlen die Rückwirkungen auf ihre Liebesfähigkeit: den dumpfen Druck, das Malaise, die Selbstzweifel, die schwierige Eingliederung der Sexualrolle in der Liebesbeziehung, die große Mühe, die eigenen, tieferen Wünsche auszudrücken usw."

Unsere Kritik: derartige Schlussfolgerungen betreffen keineswegs nur die Jugendlichen von heute. Auch das war immer schon so. Nur: Neben der Alkohol- und Drogenversuchung ist die perfide Pornoversuchung hinzugekommen, welche viel heimtückischer, weil durch das Internet und die Smartphones allgegenwärtig, und doch öffentlich tabu ist. Sie wirkt im Verborgenen in den nichtausgesprochenen Verhaltensweisen fernab jeglicher kohärenter und plausibler Diskurse, durch die sie bloßgestellt und lächerlich gemacht werden könnte. Nicht das oft erwähnte Pornotabu ist das eigentliche Problem. Es liegt an der bisherigen Unfähigkeit der Erwachsenen, auch der Sozialwissenschaftler und Psychologen, dieses Phänomen zu durchschauen und in klare Worte zu fassen und zu vermitteln. Immer noch ist es heute so, dass sich die menschliche Intelligenz und die wissenschaftliche Analysewilligkeit von der unwiderstehlichen Anziehungskraft des Pornos, vor allem auf das männliche Reptilhirn, geschlagen gibt. Dazu kommt, dass der Pornokonsum hauptsächlich alleine und im isolierten Raum geschieht. Es wäre in der kanadischen Studie aufschlussreich gewesen, zu erfahren, inwiefern der pornografische Einfluss die traditionellen Suchtrisikogefahren erhöht.[3]

Im Rahmen der heutigen Sexualerziehung wird auch in diesem Kanton Waadt den Jugendlichen wiederholt beigebracht, dass sowohl Jungs als auch Mädchen lernen sollen, ihre affektiven Wünsche klar auszudrücken. Gewiss ein erfreulicher Fortschritt. Doch eine jüngere Studie aus dem Universitätsspital Lausanne kommt zu dem Schluss, dass dieses konstruktive Training von den Jugendlichen noch lange nicht in die Tat umgesetzt wird. Beim ersten Sexualverkehr, so die Studie, komme es gewöhnlich nicht zum aufgeklärten Einverständnis des Mädchens. Es verbleibe eine wichtige Grauzone, die der Junge geschickt ausnützte, um zu seinem eigentlich Ziel, dem Sexualakt, zu gelangen. Das Mädchen aber bereue diese Bereitschaft, manchmal noch Jahre danach, aufs heftigste.[4] Doch wie können die Jugendlichen lernen, ihre Wünsche klar auszudrücken? Müsste man nicht zuerst damit beginnen, ihnen zu helfen, ihre Emotionen, die den Wünschen zugrunde liegen, zu artikulieren? Wir werden sehen, wie das deutsche Manual diesen wichtigen Punkt bewusst aufgegriffen und in eine Lektion eingearbeitet hat.

Am Ende der kanadischen Studie werden zwei pädagogische Anregungen eingeflochten: Zuerst soll eine anonyme Meinungsumfrage in einer bzw. verschiedenen Klassen durchgeführt werden, bei der lediglich das Alter, das Geschlecht und der Internetzugang angegeben werden müssen, und bei der es im Wesentlichen darum geht, auf folgende Frage zu antworten: „Wurdest du schon jemals ungefragt von Pornographie überrumpelt?" Die Umfrage will also nicht wissen, wer was wo und wie macht oder gemacht hat. In diesem Stadium ist dieses Vorgehen

---

[3]Die tabellarische Zusammenfassung dieser Studie wird auch von einem gewichtigen, staatlichen Genderrapport übernommen: Conseil du statut de la femme au Québec (2008). Abschn. 3.2.4. Die Auswirkungen der Pornographie: www.cst.gouv.qc.ca. Dieser Rapport bedauert die „immer früheren Sexualkontakte, die Zunahme der auf das reine geschlechtliche Geschehen ausgerichteten Sexualpraktiken, die Rückkehr der sexuellen Stereotypen, die zwanghafte Beschäftigung mit dem eigenen Körperimage sowie der vom Porno inspirierte Dresskode", S. 3. Ich frage mich allerdings, was die Zunahme von Oral- und Analsex noch mit der „Geschlechtlichkeit" zu tun hat: Der Penis hat dort keineswegs genitale Funktion mehr, noch sind Mund und Anus Geschlechtsorgane. Das ebenso zwanghafte Insistieren dieser Genderstudie auf eine weibliche Sexualität, die sich „endlich" von den „Stereotypen" befreien soll, wird uns in Kap. 4 und 5 beschäftigen.

[4]Akré, Christiane (2011). Entre abus sexuel et relation consensuelle: exploration d'une zone grise. (Zwischen Sexualmissbrauch und sexuellem Einverständnis: Ausloten einer Grauzone.) Das PowerPoint-Dokument dieser Arbeit kann bei der Autorin dieser Forschungsarbeit, Christina.Akre@chuv.ch, angefordert werden.

durchaus richtig, denn das gemeinsame Sehen von den „nur für Erwachsene erlaubten" pornografischen Inhalten ist in diesem Alter illegal. Danach wertet der Lehrer die Umfragebögen aus oder lässt diese Auswertung im Mathematikunterricht als kleinere Statistikübung ausführen (sic!).

▶   In der ganzen Studie ist nirgends die Rede von einer Beratungsstelle, die der Schüler individuell und vertraulich aufsuchen könnte. In den Schweizer Gymnasien und Sekundarschulen wäre u. U. die Schulkrankenschwester die geeignete Anlaufstelle. Nur würden die Jungs zögern, ihr pornografisches Unwohlsein vor einer Frau zu entblößen. Es bräuchte hierzu unbedingt männliche Ansprechpartner. Die gegenwärtigen Mediatoren könnten diese Funktion durchaus erfüllen, sofern sie im Hinblick auf den Umgang mit der Pornographie bei Jugendlichen ausgebildet worden sind, selbst mit ihrem Sexualleben reinen Tisch (gemacht) haben und in einer festen Beziehung ohne irgendwelche Sexaffären leben. Eine solche Anlaufstelle müsste zwar von den Schulleitern den Schülern sowie den Eltern gebührend vorgestellt werden. Dieser Vorschlag ließe sich sofort umsetzen, auch in Hinsicht auf eine Tertiärprävention (also auf die Internetsucht in Sachen Pornographie), aber vornehmlich im Bereich der Sekundärprävention. Denn die meisten Jungs, die noch lange nicht internetsüchtig sind, haben das tiefe Bedürfnis, ihren bedrückenden Pornokonsum einem geeigneten erwachsenen Gesprächspartner anzuvertrauen.

Als zweite Lerntätigkeit schlägt die kanadische Studie vor, dass die Schüler in einem Rollenspiel das Thema selber kontrovers andiskutieren. Die eine Hälfte der Klasse versetzt sich in die Anliegen der Pornoproduzenten, also in die Interessen derer, die mit dem Porno ihren Lebensunterhalt verdienen und für die diese Tätigkeit völlig normal ist. Etwa so gängig wie das Vertreiben von alkoholischen Getränken, von Zigaretten usw.: Alle diese Substanzen weisen ein Suchtpotenzial auf und sind deshalb einer bestimmten Gesetzgebung unterstellt. Es würde ausreichen – so der Argumentationskern –, der Jugend beizubringen, dass mit dem Konsum dieser Lifestyle-Produkte nicht übertrieben werden solle.

Die andere Hälfte der Klasse schlüpft in die Haut „der Spezialisten (Sexologen, Pädagogen, Kinderärzte), die alle grundsätzlich *gegen* die Pornographie sind". Die beiden (oder die vier) Gruppen erhalten danach 15 min Zeit, um ihre Argumente zusammenzustellen. Sie bestimmen einen Gruppensprecher, der die Ergebnisse im Plenum vorträgt. Darauf folgt eine Klassendiskussion.

Ich war sehr erstaunt, zu erfahren, dass die Sexologen, Pädagogen und Kinderärzte im Grunde genommen, laut Vorschlag, einstimmig gegen die Pornographie
sind. In der Öffentlichkeit geben sie sich eher sehr zurückhaltend und verklau-
suliert oder fordern sogar das Ansehen von Porno in der Klasse zu didaktischen
Zwecken. Es überwiegt die offenbar auch anderswo vorherrschende (typisch)
Waadtländische Unentschlossenheit: „Wir sind weder dafür noch dagegen: ganz
im Gegenteil!" Die Problematik wird verniedlicht.

Per E-Mail fragte ich bei den kanadischen Autoren des Gesundheitsdienstes
an, ob bereits eine Rückmeldung über diesen didaktischen Vorstoß vorliege. Im
Folgenden nun deren Antwort, wobei die Zahlen 1–3 meine Fragen wiedergeben:

1. Wurden die didaktischen Vorschläge 1 und 2, die in Ça SEXprime,
   Frühling 2007, am Ende vorgestellt wurden, in den Schulen getestet?
   Wenn ja, gibt es Rückmeldungen oder Anpassungen?

   Antwort der Fachstelle:
   Sobald einmal die Nummern Ça SEXprime vertrieben worden sind,
   haben wir keine Kontrolle mehr über die Umsetzung der dort gemachten
   Vorschläge sowie den schulischen Kontext. Ich bin deshalb nicht in der
   Lage, Ihnen anzugeben, ob diese Vorschläge überhaupt getestet wurden
   und welches die Rückmeldungen waren.

2. Haben Sie das Phänomen Youporn im Zusammenhang mit der Ausbrei-
   tung der Smartphones mitverfolgt und untersucht?

   Antwort der Fachstelle:
   Ich bin mit dem Phänomen Youporn nicht wirklich vertraut: Worum
   geht es da? Bezüglich der Smartphones kenne ich keine Studie, die
   sich damit auseinandersetzt. Es ist deshalb schwierig, auf Ihre Frage zu
   antworten.

3. Haben Sie Analysen über das neue Phänomen des Sexting, über das
   man hierzulande viel spricht, was meines Ermessens etwas übertrieben
   ist.

   Antwort der Fachstelle:
   Das Phänomen, hier Sextos genannt, erscheint immer häufiger in den
   Schlagzeilen. Es gibt wenige Unterlagen zu diesem Thema, und schon gar
   keine wissenschaftlichen Studien oder Rapporte, in denen dieses Phänomen
   behandelt wurde. Ich schicke Ihnen dennoch einige Internetlinks mit jüngst
   darüber erschienenen Artikeln in La Presse sowie die Namen der

Beteiligten und der genannten Organismen. Vielleicht finden sie mehr Informationen bei diesen Personen.[5] http://www.cyberpresse.ca/actualites/quebec-canada/national/201102/24/01-4373390-vouloir-etre-cool.php   http://www.cyberpresse.ca/actualites/quebec-canada/national/201102/24/01-4373387-commencerpetit.php?utm_categorieinterne=trafficdrivers&utm_contenuinterne=cyberpresse_vous_suggere_4373390_article_POS2 http://www.cyberpresse.ca/actualites/201102/23/01-4373365-la-cyber-honte-frappe-nos-ados.php?utm_categorieinterne=trafficdrivers&utm_contenuinterne=cyberpresse_vous_suggere_4373387_article_POS1
Neuere Links über Pornographie: http://habilomedias.ca/search/pornographie Üeber die Sextos: http://habilomedias.ca/search/sexto.
In der Hoffnung, Ihnen gedient zu haben, verbleibe ich mit besten Grüßen.
Fachstelle Ministère de la Santé et des Services sociaux du Québec.
Dieselbe Fachstelle bestätigt mir am 19.08.2015, dass der Schwerpunkt der Pornographieprävention auf die Sextos-Problematik verlagert worden ist. Das Risikoverhalten hinsichtlich der sexuell übertragbaren Krankheiten steht zudem ganz im Vordergrund.

Aus Platzmangel können wir die Sextos-und-Selfie-Problematik, die wir in einer Seminararbeit behandelt haben und die sich im Anschluss an den vermehrten Pornokonsum der Jugendlichen heftig weiterentwickelt, hier nicht aufrollen.[6] Weil diese Problematik den Persönlichkeitsschutz bzw. das Schutzalter betrifft, wird sie gerne und oft in Politik und Presse behandelt. Sie bildet aber nur die Spitze des Eisbergs, welche die darunterliegende und von den Gesundheitsstellen verdrängte Pornographie verbirgt.

Einige Schlussfolgerungen drängen sich im Anschluss an die 2003 durchgeführte und 2005 veröffentlichte kanadische Studie auf: Äußerst bedauerlich ist es, dass diese zukunftsweisende Initiative nicht in den Klassen umgesetzt und überprüft wurde. Allem Anschein nach gibt sich das kanadische Gesundheitsministerium ein gutes Gewissen, indem es „ja alles unternommen habe, um diese Frage zu beantworten". Die Autorin des Kollektivs zitiert hochaktuelle und literarisch profunde Werke,

---

[5]Diese Links stammen aus dem Jahre 2011, sind jedoch immer noch aktuell:

[6]*Sexting (Eng) – Sextos (fr): acte d'envoyer électroniquement des messages, des photographies sexuellement explicites, surtout entre des téléphones cellulaires.* Seminararbeit, PH-Lausanne, Sommer 2011, beim Autor erhältlich.

die ganz deutlich eine Stellung gegen den Porno einnehmen, so z. B., wie der Titel
(übersetzt) schon sagt: *Die Herausforderung des Schamgefühls: wenn die Pornographie bei den Teenagern zur Sexualinitiation wird*[7], geschrieben vom Psychoanalyti-
ker Gérard Bonnet und (zu Deutsch) *Das Geschlecht hat Liebeskummer: von der
sexuellen Revolution zur erotischen Verkümmerung*[8] der renommierten kanadischen
Sexologin und Schriftstellerin Jocelyne Robert. Das erste Werk sieht in der Pornographie einen kollektiven, monströsen und abscheulichen Exhibitionismus und erinnert an die in der Persönlichkeitsentwicklung wichtige Rolle des Schamgefühls im
Jugendlichen, das durch die Pornographie abgestumpft werde. Die Exhibitionismus-
maschine Facebook existierte anno 2003 noch nicht … Die zweite Autorin sieht in
der Pornographie einen Frontalangriff auf die Erotik, auf die echte Lebensqualität,
die langfristig durch den Porno auf den Hund gehe. Wie soll die Erotik in einer
„infantil gewordenen" Welt noch gerettet werden? Ihre kühnen Stellungnahmen und
Überlegungen hätten es verdient, einer genaueren Analyse unterzogen zu werden.
Sie wurden aber von Geneviève Gagnon in einen politisch korrekten Diskurs eingebettet und eingeebnet. Die subtile Perversion gewisser Pornoportale, die sämtliche
geläufigen Unterscheidungen verzerren und die Wirklichkeit mit der Fiktion vermi-
schen, Ästhetisches, ja sogar Erotisches mit Abscheulichem oder Gewalt, wird von
Gagnon nicht reflektiert, das kann hier nicht entschieden genug bemängelt werden.[9]

---

[7]Bonnet, G. (2003). *Défi à la pudeur: quand la pornographie devient l'initiation sexuelle
des jeunes*, Paris, Albin Michel.

[8]Robert, J (2005). *Le sexe en mal d'amour: de la révolution sexuelle à la régression érotique*, Québec: Editions de l'Homme.

[9]Es existiert auf Youporn der millionenfach besuchte und inzwischen vielfach imitierte „Back
room coach", in dem so getan wird, als müsse die Frau bzw. der Mann beim Vorstellungsge-
spräch erst einmal zeigen, was sie bzw. er in Sachen Porno könne, bevor sie/er als Pornostar
angestellt würde. Man liest dort: „Back room coach is a website about the real life interac-
tions that occur during adult modeling interviews. We film girls sucking, fucking, swal-
lowing and taking it in the ass just to land a job. I would hire them all. **However, I am not a
talented agent, and there is not a modeling job.**" Wir unterstreichen. Anders gesagt: Diese
Pornosequenzen zeigen die Männerfantasien in Form eines sehr realistisch durchgeführten
Vorstellungsgesprächs mit allen vorstellbaren Sexualübergriffen, die in einer solchen Situation möglich wären. Die Kandidatin unterwirft sich diesen Vergewaltigungen brav wie ein
kleiner Kund, der seinen Keks, sprich Job, will – einen Job, der ja nicht einmal existiert. Wir
sind hier auf dem Höhepunkt des Sexismus angelangt, der aber anscheinend von den Mädchen sehr begehrt wird, so wird er jedenfalls den Männern serviert! Obwohl die Mädchen wie
die letzten Dummchen behandelt werden, scheinen sie dieses Spiel, das mit einem erotischen
Strip beginnt, als positive Imagepflege anzunehmen! Dieser Sexismus herrscht auch dort, wo
die Rollen gewendet wurden und der Mann sich als Pornodarsteller „bewirbt".

Es lässt sich daraus schließen, dass die kanadische Studie trotz sehr guter Ansätze in einer Oberflächlichkeit stecken geblieben ist, die mehr verwirrt als klärt: Sie zeigt die Unfähigkeit der Erwachsenen, der Jugend ihr eigenes „erwachsenes" Pornogebaren darzulegen. Der Erwachsene, der eigentlich Vorbild für die Jugend sein sollte, wird durch das Pornomaterial, das sein Erwachsensein verstümmelt, in Schach gehalten. Sobald der Jugendliche zu erkennen gibt, dass er sich schämt, dem Porno zu erliegen, müsste der in seiner Sprachlosigkeit verstummte Erwachsene zugeben, dass er sich über diese Situation, die den Blick der Jugend trübt, eigentlich auch schämen sollte.

In einem jüngeren Werk: *Die Jugendlichen und ihre Sexualität, 101 Fragen von Müttern,* verfasst von der Ärztin Marie Veluire und der Schriftstellerin Catherine Siguret[10], wird der oben gerügte Mangel an Mut, die Sachen beim Namen zu nennen, sowie das Vernachlässigen dessen, was die Jugend wirklich sagt, wettgemacht. Dieses Manual wird jeden inspirieren, der eine Anlaufstelle für die Jugend aufbauen möchte. Doch leider wird in diesem an Mütter gerichteten Nachschlagewerk die Pornographie nur ganz am Rande behandelt, was eine interessante Frage der Themengewichtung und Methodik aufwirft: Bis zu welchem Grad müssen andere Beschäftigungen der Jugend mitberücksichtigt werden, wenn vom Porno die Rede ist, damit die Proportionen stimmen? Denn, wenn wir das Thema wie hier, relativ abgeschnitten von den restlichen Beschäftigungen des Jugendlichen behandeln, finden wir vielleicht die richtige methodische Angriffsfläche nicht. Der Porno tritt zu allen anderen bekannten Problemen hinzu, zum Alkoholmissbrauch, Tabak- und Cannabiskonsum, die schon seit Jahrzehnten durch primäre Prävention bearbeitet werden und von denen die Presse regelmäßig berichtet. Nicht so beim Pornokonsum. Er steht nicht auf der schulpolitischen Agenda. Diesbezüglich schieben sich hierzulande die Behörden den Schwarzen Peter zu. Wie müsste die Zusammenarbeit zwischen Eltern und Schule aussehen? Müssten die Eltern nicht in die Schule eingeladen und direkt involviert werden, um eine gemeinsame Aktion auf die Beine zu stellen?

Eine weitere Schwachstelle des Manuals von Veluire und Siguret ist: Gewiss sind die Mütter die ersten Ansprechpartner für ihre Kinder, sie sind aber als Frauen nicht in der geeigneten Lage, ihren Söhnen beizustehen, wenn diese einen bedenklichen Pornographiekonsum durchblicken lassen. Es müsste ein ähnliches Buch für die Väter und deren Söhne geben, aber von Vätern geschrieben.

---

[10]Veluire, M., Siguret, C. (2009). *Les adolescents et la sexualité, 101 questions de mères,* Paris: Robert Laffont. Meine Titelübersetzung.

2.2 Das deutsche Manual macht der deutschen Gründlichkeit Ehre

Eine 2011 veröffentlichte, umfangreiche Studie, die zahlreiche tiefschürfende Artikel enthält, ist unser Angelpunkt. Wir haben uns dieses Nachschlagewerk aus zwei Gründen nicht angeschafft: Erstens existiert davon eine detaillierte Zusammenfassung, die im Internet zu lesen ist: *Porno im Web 2.0 – Stand der Forschung*. Wir werden diese Zusammenstellung nachfolgend als Dokument (A) bezeichnen.[11]

Zweitens ist auf der Grundlage dieses Handbuchs ein pädagogisches Werk entstanden, *Let's talk about Porno,* das in ganz verschiedener Hinsicht innoviert und an unseren Schulen ein Vorbild sein könnte. Wir nennen es Dokument (B). Unser Hauptaugenmerk gilt diesem konkreten pädagogischen Ansatz B.[12]

Dokument (A) – verschiedene wissenschaftliche Ansätze werden vorgestellt

Es soll herausgefunden werden, ob die Pornographie tatsächlich auf das wirkliche Leben einen Einfluss hat oder nicht: 1) Habitualisierungsthese, 2) sozial-kognitive Lerntheorie (nach A. Bandura), 3) Erregungstransfer-These, 4) Theorie der

---

[11]Ich zitiere eine E-Mail-Antwort: „Den 28-seitigen Text ‚Stand der Forschung' von Petra Grimm, Stefanie Rhein und Michael Müller können Sie kostenfrei als pdf- oder sxw-Datei herunterladen (s. die zwei Symbole unter dem Abstract). Der Artikel entstammt dem Buch (2010) *Porno im Web 2.0. Die Bedeutung sexualisierter Web-Inhalte in der Lebenswelt von Jugendlichen.* Berlin: Vistas Verlag, S. 13–36), wurde herausgegeben von der Niedersächsischen Landesmedienanstalt und gehört zur Schriftenreihe der NLM, Band 25. Auf unserem Portal finden Sie zum Thema ‚Pornographie im Internet' ein Special (http://www.mediaculture-online.de/Pornographie-im-Internet.1720.0.html) mit einer umfangreichen Materialsammlung, die Literaturhinweise, Fachtagungen, Filme, Beratungsangebote und Linktipps beinhaltet: http://www.mediaculture-online.de/Informationen-zum-Thema.1709.0.html#c9419 Seit Februar 2011 finden Sie bei uns auch die Broschüre *Let's talk about Porno,* die Arbeitsmaterialien für Schule und Jugendarbeit enthält: http://www.mediaculture-online.de/Let-s-talk-about-Porno.1764.0.html#c10183. Die Broschüre können Sie auch als Printausgabe bei uns bestellen. Darüber hinaus können wir Ihnen noch die Dokumentation der Jugendmedienschutz-Fachtagung ‚Porno im Web 2.0' der Niedersächsischen Landesmedienanstalt anbieten, die am 14. April 2010 stattfand und das Thema sowohl von der wissenschaftlichen als auch von medienpädagogisch-praktischen Seite beleuchtet: http://www.mediaculture-online.de/Porno-im-Web-2-0.1714.0.html".

[12]http://www.lmz-bw.de/broschuere-lets-talk-about-porno.html.

Exemplifikation, 5) Theorie des sozialen Vergleichs und 6) Kultivierungsthese. Angesichts der Tatsache, dass keiner dieser theoretischen Ansätze statistisch zuverlässige Ergebnisse liefert, werden wir uns auf einige allgemein anerkannte Einsichten konzentrieren und unsere Überlegungen daran anknüpfen.

1. Trotz erheblichen Pornographiekonsums, trotz der expliziten Bildern in Medien und trotz Informationen aus dem Freundeskreis, behaupten die Jugendlichen, dass diese Informationsquellen nur eine bedingte Aussagekraft hätten und sie deshalb von einer Fachkraft die „wahre" Information bekommen möchten (S. 26).

2. Junge Internetfans und Pornosurfer haben häufiger und früher Oralsex (S. 23).

3. Die jüngsten quantitativen Studien konnten nicht ermitteln, inwiefern die Jungs auf pornografische Inhalte reagieren, weshalb sie sie suchen und ob sie ihr Verhalten ändern. Sicher ist hingegen, dass überwiegend die Jungs diese Inhalte aufsuchen und in weit geringerem Maße die Mädchen (S. 14).

4. Je früher ein Junge mit dem Pornokonsum beginnt, desto intensiver wird er sich als Erwachsener dem Porno hingeben (S. 12) und, so ist hinzuzufügen, je größer das Risiko, eine *Sexsucht* zu entwickeln. Diese Aussage wird auch bestätigt durch den im Juni 2012 herausgekommenen, aufrüttelnden Erlebnisbericht:[13] *Die Sexsüchtigen: Wenn Sex zur harten Droge wird.*

5. Eine verstärkte Pornographiebeschäftigung kann gegenüber der Familie und den Kindern Feindseligkeit entstehen lassen. Wenn der Sexualakt ohne Dauerbeziehung möglich ist, verliert jegliches Familienprojekt an Attraktivität. Kurz: Pornographie ist stark familienfeindlich (S. 8).

Man kann diese fünf sehr beunruhigenden Punkte auseinandernehmen und daraus ethische Richtlinien herleiten, wie das der Sexologe J. Pastötter am Ende des Textes (B), S. 133, versucht hatte. Er fordert, dass vor dem Anlaufen jedes Pornoclips eine Warnmeldung erscheint:

Das Ansehen dieses Films bei gleichzeitiger Masturbation ist eine sexuelle Selbstkonditionierung, die Ihre sexuelle Gesundheit und Ihre Partnerschaftsfähigkeit gefährdet.

Wir werden auf diese Warnmeldung, die in die richtige Richtung zielt, in Kap. 4 zurückkommen.

---

[13]Sandis, F. (2012). *Les sex addicts, quand le sexe devient une drogue dure,* Paris: Hors Collection.

Dokument (B) – das Manual *Let's talk about Porno*

Ich hatte bei der Niederschrift dieser Arbeit die Autoren dieses pädagogisch sehr hochstehenden Werks angeschrieben und gefragt, wie sie sich den Weg dieses Manuals in die Schulwirklichkeit vorstellten. Ich erfuhr, dass dieses Hilfsmittel zunächst den Lehrkräften in Form von Ausbildungstagen vorgestellt wird.[14] Es besteht somit ein fester Wille, diese brisante Thematik neu in den Schulen zu verankern, ganz im Gegensatz zum kanadischen Manual.

Dieses 134 Seiten starke Manual ist in vier Abschnitte aufgegliedert. Vorangestellt wird eine längere Einführung. Die vier Hauptabschnitte tragen folgende Überschriften: 1) Was ist schon normal – Leben in der Pubertät, 2) Bin ich schön? Bin ich sexy? – Schönheitsideale in unserer Gesellschaft, 3) Alles Porno, oder was? – Pornographie im Netz und 4) „Der Typ ist voll Porno" – Sexualisierte Kommunikation.

Wir werden uns auf Kap. 3 dieses pädagogischen Manuals („Alles Porno, oder was? – Pornographie im Netz") beschränken. Die anderen Kapitel versuchen, die Pornographie thematisch in die Nähe altbekannter Lerninhalte aus der Sexualerziehung und -aufklärung zu rücken. Dazu gehören die Bereiche wie Genderstudien, die Sprache der Jugendlichen, die körperlichen Veränderungen während der Pubertät usw. Dieser thematische Rahmen ist gewiss sinnvoll. Es wird versucht, das neue Thema in schon Bekanntes einzubetten. Wir erfahren aber nicht, ob es

---

[14]Einer der Autoren von *Let's talk about porno* bestätigt Folgendes: „Bislang haben wir zwei Schulungen für Lehrer/Sozialarbeiter durchgeführt, und die Anwesenden waren natürlich sehr aufgeschlossen. Am 25. Mai 2011 machen wir zudem einen Fachtag in Karlsruhe (siehe www.mediaculture-online.de). Auch im nächsten Schuljahr sollten wir weitere Schulungen anbieten. Ansonsten hoffen wir, dass das Thema eine gewisse Eigendynamik bekommt. Die Broschüre jedenfalls wird sehr rege nachgefragt. **Aber natürlich ist der Weg weit**". (Wir unterstreichen.) 2015 erhalten wir eine Bestätigung: „Ich habe bei den Kollegen nachgefragt und folgende Zahlen erhalten: Für das Jahr 2014: 5 % bis 6 % unserer Schülerworkshops fanden zum Thema Pornographie statt. Für das erste Halbjahr 2015: 3 % unserer Schülerworkshops fanden zum Thema Pornographie statt. Für das zweite Halbjahr 2015 4 % der geplanten Schülerworkshops sind zum Thema Pornographie geplant. Die geringeren Zahlen 2015 sind nach Aussagen der Kollegen eher zufällig geringer und kein Trend. Es schwankt also rund um 5 %. Diese relativ gering erscheinenden Zahlen sind gar nicht so schlecht, denn wir bieten immerhin 13 verschiedene Themen rund um Medien als Schulworkshops für Kinder/Jugendliche an. (Rein rechnerisch müsste somit jedes Thema mit 7 % vertreten sein.) Pornographie ist dabei das sechststärkste Thema, d. h. nur fünf Themen werden stärker nachgefragt, sieben Themen sind noch schwächer nachgefragt. Insgesamt liegt die geringe Nachfrage daran, dass das Thema a) nicht auf der schulischen/schulpolitischen Agenda steht und b) ein Workshop über Pornographie ein sehr ‚erklärungsbedürftiges Produkt' ist, wie ich es mal ausdrücken will."

einen Zusammenhang gibt zwischen der Pornographie und z. B. dem Alkohol-konsum oder dem Verzehr von verbotenen Substanzen. Dies ist umso erstaun-licher, als die Pornographie unter 18 Jahren (in der Schweiz und in Österreich unter 16 Jahren) gesetzlich untersagt ist, genauso wie der Alkoholkonsum. Doch weil unsere Analyse hauptsächlich die Primärprävention im Auge hat und weni-ger die bei Suchtabhängigkeiten greifende Tertiärprävention, werden wir dieser berechtigten Frage erst im Kap. 2 weiter nachgehen. Die neuerdings anerkannte Sexsucht wird dort behandelt. Die Themenwahl des deutschen Manuals liegt ver-mutlich darin begründet, dass im Bereich der „klassischen" Sucht schon längst didaktische Hilfsmittel und Strategien erprobt wurden, die von anderen Träger-schaften der Gesundheitspolitik verbreitet werden. Die Pornosucht scheint dort noch keine anerkannte Krankheit zu sein!

Hingegen wurde im Deutschen Manual besonders darauf geachtet, die Sexu-alaufklärung mit der Medienausbildung zu verknüpfen (S. 7). Diese Verbindung erscheint sehr sinnvoll. Doch da die Pornographie als neues Risikoelement im Bereich der bereits existierenden präventiven Maßnahmen hinzutritt, wäre es höchst aufschlussreich gewesen, zu erfahren, wie dieses neue Element das devi-ante Verhalten Jugendlicher auf neue Weise beeinflusst.

In der Einleitung legt das deutsche Manual besonderen Wert auf den Geschlechtsunterschied: Von den Jungen wird die Pornographie anders aufge-nommen als von den Mädchen, das belegen sämtliche Studien, und bisher ist mir von den Gendertheoretikerinnen noch nicht die Forderung zu Ohren gekom-men, wonach die Mädels in Sachen Porno es den Jungs gleichtun müssten. Hier besteht also ein grundsätzlicher, auch von der Gendertheorie nicht überbrückba-rer Geschlechtsunterschied. Mann und Frau sind nicht gleich vor dem Porno. Ob männlich oder weiblich, die Funktion des Pornos und dessen Beurteilung sind auch unterschiedlich (S. 12). Von Vorteil ist es deshalb, wenn die Lerneinhei-ten geschlechtergetrennt jeweils von einer Frau vor den Mädels bzw. von einem Mann vor den Jungs durchgenommen werden. Das der Pornographie gewidmete Kap. 3 sollte nicht vor 14 Jahren behandelt werden, da „bis 13 das Thema Liebe und Sexualität noch sehr mit Peinlichkeit und Scham verbunden" ist (S. 12). Dass diese Feststellung aus dem Land mit der größten Pornographieproduktion und dem größten Pornokonsum – neben den USA – stammt, mag erstaunen, zumal der militante Feminismus in Deutschland in den letzten Jahren keineswegs schlief. Es ist ihm aber überhaupt nicht gelungen, griffige Strategien innerhalb der Pornoprävention zu entwickeln.

Das didaktische Problem liegt ganz einfach darin, dass juristisch gesehen das Ansehen solcher Filme unter 18 (Schweiz und Österreich unter 16) untersagt ist.

Wie soll ein Pädagoge ein Thema angehen, bei dem er das Wesentliche, das Bildmaterial, nicht zeigen darf? Und das, obwohl just die Mehrheit der Jugendlichen dieses Bildmaterial schon unter dieser Altersgrenze auf irgendeine Weise, deren Illegalität von den Jugendlichen nicht wahrgenommen wird, zu Gesicht bekommen hat? Hierin besteht die große Herausforderung. Wir werden danach aufzeigen, wie das Deutsche Manual diese Hürde geschickt überwindet!

Damit die Jugendlichen eine gewisse Kompetenz erwerben und sich ein selbstständiges Urteil bilden können, soll der Pädagoge – gemäß Manual – es vermeiden, die Bemerkungen der Schüler zu beurteilen. Eine Meinungsvielfalt sollte akzeptiert werden. Gleichzeitig soll aber der Lehrer seine Position ausdrücken, allerdings ohne dass daraus ein Glaubensbekenntnis wird. Nicht gerade ein leichtes Unterfangen für den Pädagogen! Zur Vorbereitung auf seine Aufgabe findet er auf den ersten Seiten des Schulwerkes einen Fragebogen, um sich seiner Überzeugungen und Wertvorstellungen stärker bewusst zu werden. Grundfrage ist: Wo stehe ich? Und nicht: Welches Verhalten ist wünschenswert, ethisch gut? Die Jugend soll sich am Lehrervorbild orientieren können, ohne aber den Eindruck zu gewinnen, dass dieses Vorbild allgemeine Verbindlichkeit haben soll.

Wir wollen dieses heikle ethische Grundsatzproblem hier nicht allgemein diskutieren, zumal niemand weiß, wie diese allgemeine Verbindlichkeit aussähe, sondern die Problematik nachfolgend in Kap. 4 einem konkreten Lösungsvorschlag im Umgang mit der Pornographie zuführen.

Im Kap. 3 des (ganz der Pornographie gewidmeten) Manuals finden sich folgende didaktischen Lernprojekte: 1) *Emotionen und Pornographie:* sich mit den Emotionen auseinandersetzen, die im gewollten oder ungewollten Kontakt mit der Pornographie entstehen; 2) *Einstellungssache – richtig oder falsch?:* wie kann sich der Schüler selber beurteilen? 3) *Ist Pornogucken okay?* Hier sollen Argumente aus der öffentlichen Debatte aufgerollt und beurteilt werden; 4) (Fortsetzung von Kap. 3) *Diskussionsrunde:* ist Pornogucken okay?; 5) *Alles Porno, oder was?* Die verschiedenen Definition aufarbeiten und kritisch hinterfragen; 6) *§ Recht und Gesetz: Pornographie: den juristischen Kontext kennenlernen* und schließlich, 7) *Sex we can.* Dort werden die Mythen rund um die Sexualität aufgerollt und es wird beobachtet, wie die Jugend darauf reagiert. Trotz meiner eingangs geäußerten Vorbehalte am *anything goes,* an der Gleichwertigkeit aller Meinungen und Grundsätze, sprechen keine Gründe dagegen, diese pädagogisch ausgereiften Projekte in der Klasse zu testen.

Lernprojekt 1 über die Emotionalität das ab 14 empfohlen wird, liegen zwei deutsche Studien zugrunde: Die erste wurde 2006[15], die zweite 2010[16] bei Jugendlichen im Alter zwischen 11 und 18 durchgeführt. Das Hauptgewicht liegt auf der unterschiedlichen, geschlechterbedingten Pornographiewahrnehmung. Der große Unterschied besteht darin, dass die Jungs durch den Porno *mehrheitlich erregt* werden, die Mädchen aber *mehrheitlich sehr großen Ekel empfinden und den Porno als lächerlich bezeichnen, um diesen Ekel auszuhalten.* Die anderen abgefragten Emotionen bestätigen bis auf wenige Ausnahmen die Unterschiedlichkeit der geschlechtsspezifischen Wahrnehmung: bei Jungen ist Angst weniger vorhanden, dafür die Neugierde, und deshalb verstärkt sich das Gefühl, etwas Neues „dazugelernt" zu haben. Bei den Mädchen überwiegen Scham und Ekel, ebenso die Wut. Das seien hier absichtlich allgemein gehaltene Aussagen. Unsere Untersuchung möchte herausfinden, wie diese geschlechtsspezifisch andersartige Bewertung bei der Sexualpädagogik vermehrt berücksichtigt wird bzw. werden soll. Wir beschränken uns auf die vorläufige Feststellung: Das Lernmodul soll die Schüler mit den Emotionen konfrontieren und herausfinden, welche Prioritäten sie setzen. Erinnert wird hier, dass diese Klassenarbeit geschlechtergetrennt durchzuführen ist. Erfreulich an dieser Übung ist der Umstand, dass die Jungen ihre Gefühle im Zusammenhang mit der Sexualität ausdrücken müssen und dadurch vorbereitet werden, ein partnerschaftliches Gespräch über Intimfragen zu führen. Das partnerschaftliche Gespräch ist anerkannterweise die Vorbedingung einer Sexualität, die sich vermehrt an der Qualität der Sexualbeziehung ausrichtet.[17]

Lernprojekt 2 *(Einstellungssache – richtig oder falsch?)* ebenfalls ab 14 Jahren empfohlen, beginnt mit einem Fragebogen, der Aussagen enthält wie z. B. „Mädchen haben nicht so viel Spaß beim Sex wie Jungen": wahr oder falsch? Oder: Ich weiß es nicht. Ein anderes Beispiel: „Im Internet ist man mit den Problemen nicht mehr allein" oder „Pornodarsteller zu sein, ist ein Job wie jeder andere Schauspieljob" usw. Die Schüler sollen nicht lange überlegen, sondern

---

[15]Altstötter-Gleich, Christine (2006). Pornographie und neue Medien. Studie zum Umgang Jugendlicher mit sexuellen Inhalten im Internet. Mainz: pro familia.

[16]Porno im Web 2.0, ebenda.

[17]Christine Akré, ebenda, schließt mit den Worten (meine Übersetzung): „Es scheint sehr wichtig, die Jugendlichen darauf aufmerksam zu machen, ihre sexuellen Wünsche so explizit wie möglich zu äußern", S. 8. Sie „darauf aufmerksam zu machen" ist nur das eine, das andere wäre, dass sie diese Sprachkompetenz auch lernen. Das deutsche Lernprojekt arbeitet konkret auf diese Kompetenz hin.

spontan ankreuzen. Das ausgefüllte Formular bleibt der Vertraulichkeit halber beim Schüler und bei der Schülerin.

Die Lehrkraft wählt spontan vier bis fünf der obigen Statements aus, schreibt sie an die Wandtafel und sammelt die Ja-nein-weiß-nicht-Stimmen zur jeweiligen Behauptung. Dem Schüler bleibt es also freigestellt, seine Einschätzung im letzten Moment abzuändern. Er muss also nicht zu seiner anfänglichen Wahl stehen und seine Meinung verschwindet in der Gruppenmenge. In der darauffolgenden Diskussion sollen die Schüler Argumente finden. In dieser Übung wird offenkundig, dass sich eine Gesprächsebene auftut, die es den Schülern gestattet, aus der Isolation ihrer sie vielleicht bedrückenden, ja zwanghaften Gedanken herauszukommen.

Lernprojekt 3 *(Ist Pornogucken okay?)* ebenfalls ab 14 empfohlen, versucht herauszufinden, weshalb dieses Phänomen in der Gesellschaft ganz unterschiedlich beurteilt wird. Das Lernmodul beginnt mit einem Film, in dem Leute auf der Straße zu diesem Thema interviewt werden. Die Meinungsvielfalt bildet die Diskussionsgrundlage, doch alle Meinungsäußerungen dürfen und sollen kritisch hinterfragt werden. Während des Filmes haben die Schüler Arbeitsblätter vor sich, die ihnen die Aufteilung der verschiedenen Argumente bezüglich des Schutzalters und der sexistischen Inhalte erleichtern. Die Schüler sollen sich zu all diesen, teils vernünftigen, teils absurden Argumenten, durch die sie irritiert werden, äußern. Als Zusatzaufgabe können sie schildern, wie sie als Eltern reagieren würden, um die schädlichen Einflüsse auf die Kinder zu vermieden: Wie würden sie die Kinder schützen? Es werden die bekannten Schutzmaßnahmen aufgeführt wie: Pornosperre auf dem Computer, Unterbringung des Computers an einem zentralen Ort im Hause, nicht in einem isolierten Zimmer. Die Eltern sollten offene und vertrauensbildende Gesprächspartner bleiben mit Aussagen wie z. B.: „Es ist ganz normal, wenn du das widerlich findest".

Lernprojekt 4 *(Diskussionsrunde – Ist Pornogucken okay?)* richtet sich nun an über 16-Jährige. Die Schüler bilden sich ihre Meinung aufgrund von kontroversen Zeitungsausschnitten. Eine Auswahl an Zeitungsberichten sowie Blogdokumenten befindet sich im Manual und werden den Schülern ausgeteilt. Diese Arbeit gleicht der kanadischen Übung, nur dass hier die Schüler nicht die Rolle der Porno-Produzenten bzw. der pornogegnerischen Erzieher spielen. Sie schlüpfen in die Haut von Journalisten während einer Redaktionssitzung, die darüber in der Lokalpresse berichten müssen!

Lernprojekt 5 *(Alles Porno, was?)* richtet sich schließlich an das Alter 18 und darüber. Hier geht es darum, eine aussagefähige Definition des Pornos zu finden. Das Manual zitiert drei Definitionen, eine aus Wikipedia: „Pornographie ist die direkte Darstellung der menschlichen Sexualität oder des Sexualaktes mit dem Ziel, den Betrachter sexuell zu erregen, wobei die Geschlechtsorgane in ihrer sexuellen Aktivität bewusst betont werden" (Stand 2009). Der amerikanische Pornoforscher Zillmann schlägt eine sehr breite Definition vor: „Darstellungen des sexuellen Verhaltens jeglicher Art, das von jeder denkbaren Zusammensetzung handelnder Akteure ausgeführt wird." Der Deutsche Bundesgerichtshof sieht es anders: „Als pornographisch ist eine Darstellung anzusehen, wenn sie unter Ausklammerung aller sonstigen menschlichen Bezüge sexuelle Vorgänge in grob aufdringlicher, anreißerischer Weise in den Vordergrund rückt und ihre Gesamttendenz ausschließlich oder überwiegend auf das lüsterne Interesse des Betrachters an sexuellen Dingen abzielt" (BGHsT S. 23, 44; 37, 55).

Die Schüler stellen in einem ersten Arbeitsgang ihre eigene Definition von Pornographie auf. Danach werden die Schülervorschläge mit den drei obigen Definitionen konfrontiert. In einem zweiten Durchgang müssen sie sich mit dem *frauenfreundlichen* Pornoportal Poryes.de auseinandersetzen, welches Qualitätskriterien für einen nichtsexistischen Porno aufgestellt hat. Diese lauten:

Qualitätskriterien für einen nichtsexistischen Porno
1. „Sexpositive Grundeinstellung, keine menschen- und frauenverachtenden Darstellungen;
2. Praktiken in Absprache mit den Agierenden/keine Grenzüberschreitungen;
3. Ethische Arbeitsbedingungen/Safer-Sex-Einsatz;
4. Die Agierenden werden in Beziehung zueinander gezeigt, Augen-, Haut-, Hände- und Körperkontakt, Energieaustausch;
5. Emotionen und Liebesbekundungen sind erwünscht, machbar und präsentierbar;
6. Vielfalt der Kameraeinstellungen, Licht- und Schattenspiel;
7. Variationen der Sexpraktiken in freudvollem Übergang, keine Leistungsschau; Erweiterung des stereotyp dargestellten Spektrums;
8. Vielfalt der Körpertypen, Personen verschiedenen Alters, Geschlechts, sexueller Orientierung und ethnischen Hintergrunds;
9. Authentische Tonaufnahmen oder Musik, keine Geschlechterrollenstereotypen verstärkenden Synchronisationen des Gestöhns;

10. Darstellung von Lust und Freude, Schwerpunkt auf weiblicher Lust und deren Vielfalt;
11. Keine schematische Darstellung der sexuellen Höhen-Verlaufskurve, d. h. kein geradliniges Hinarbeiten auf die Ejakulation des Mannes, keine Betonung auf männliche Samenergüsse, die *Cumshots*. Orgasmen sind nicht das einzige Ziel;
12. Frauen sind maßgeblich bei der Produktion des Films beteiligt, als Produzentin, Regisseurin oder Kamerafrau" (S. 95).

Diese Kriterien sollten sage und schreibe in der Klasse diskutiert werden!

Im Folgenden ein paar kritische Anmerkungen zu diesem Ansatz: Dieser geht davon aus, dass die Pornographie ein ehrenhaftes Gewerbe sein könnte, ja sogar eine eigene, neue Kunstgattung, und man könnte daraus folgern, dass man wohl oder übel einen klaren Unterschied machen muss zwischen dem herkömmlichen Gräuelporno und dem hier geforderten Edelporno. Aber ist es realistisch, den Porno mit herkömmlichen ästhetischen und ethischen Vorstellungen zu bewerten? Hier kommen wir offensichtlich vom Weg der primären Prävention ab und wir geraten in den Bereich der sekundären Prävention: „Ich bin kein zwanghafter Pornogucker, möchte aber wissen, welcher Porno gut für mich ist und welcher nicht." Wie steht es um diesen respektablen Porno?

Youporn hat diese gewagte Diskussion längst vorweggenommen – und entschieden! Man findet dort in den Filmkategorien das Kapitel *Instructional*, in dem die Pornokonsumenten z. B. etwas über das „tantrische" Making-Love kennenlernen sollen: Geschlechtsverkehr wird zu sakralen Ritualen erhöht. In Clips wie *Penis worship* (Penisanbetung) finden in der Tat keine mechanischen Rein-raus-Fellatios mehr statt. Das Penislutschen wird als gekonnte Massage dargestellt, das die Frau nicht entwürdigen soll. Bei genauerem Betrachten hingegen haben diese Darstellungen nichts Tantrisches, nichts Heiliges, um es banal zu sagen. Denn im Tantra werden die biologischen Polaritäten von Penis und Vagina geehrt: Oral und anal passen nicht in das Kapitel des spirituellen Tantra-Sex. Das soll uns niemand weismachen! Fruchtbarkeit und Sexualität verbinden sich in allen religiösen Traditionen zu etwas Sakralem, nicht nur etwa in der katholischen! Gemäß Tantra lässt sich erst in der Mann-Frau-Polarität eine spirituelle Dimension der Sexualität erschließen.[18] Nach den Proyes.de-Qualitätskriterien wäre diese etwas andere Art des „tantrischen" Penislutschens pornografisch jedoch durchaus korrekt!

---

[18]Wir beschränken uns hier stellvertretend auf die Arbeiten von Diana und Michael Richardson, livinglove.com, und werden später auf diesen Punkt zurückkommen.

Um für die Beschauer leichter auffindbar zu sein, wurde diese Pornogattung in das Kapitel der „Sexualaufklärung" *(Instructional)* eingebunden. Mittlerweile erscheint auf Youporn und Pornhub auch schon eine neue Rubrik *Womanfriendly:* Dieses Portal hat die Bestrebungen von Poryes.de bereits unterlaufen, um diesen neuen Trend ja nicht zu verpassen! Anstatt Poryes.de anzuklicken, wo keine Filme sichtbar sind, könnte man mit den 18-Jährigen, sobald sie ihr Einverständnis dazu abgegeben haben, auf Youporn zu *Instructional* oder *Womanfriendly* gehen, um den Sexismus und dessen mögliches Verschwinden in der Pornographie zu diskutieren. Man könnte diesen Versuch in der Schweiz auch 16-Jährigen anbieten, sofern die Eltern ihr Einverständnis dazu abgäben. Also nicht ohne einen Elternabend und andere flankierende Maßnahmen, wie einschlägige Informationsschriften für die Eltern, die in dieser Hinsicht meist auch sehr desorientiert sind, vor allem wenn einer der Partner sexsüchtig ist und er, wie das bei allen Suchtarten der Fall ist, seine Sucht nicht zugeben will. In der Tat, über eine pädagogisch richtig daherkommende Sexualaufklärung in der Schule würden auch die Eltern vermehrt erfasst und es würden im gleichen Zuge verneinte oder unterdrückte soziale Sexualprobleme an die Oberfläche kommen.

Sind „frauengerechte" Pornos nicht grundsätzlich homophob? Gewiss nicht, denn dort findet man massenweise lesbische Szenen! Die werden scheinbar von den heterosexuellen Männern sehr geschätzt. Wie steht es nun mit der vorherigen Behauptung, wonach bei den homosexuellen Sexualpraktiken, gemäß der östlichen, „tantrischen" Auffassungen, bei denen immer das Männliche und Weibliche gefeiert wird, keine Spiritualität zum Ausdruck kommt? Anders gewendet: Entsteht im Sexualverkehr bei lesbischen und schwulen Paaren keine echte spirituelle Dimension? Wenn ja, ich wüsste nicht wie. Wenn nein, dann wären solche Praktiken zweitrangig. Das ist unsere persönliche Auffassung. Es ist allerdings zu bedenken, dass für die meisten Menschen die Rede von Spiritualität bei Sexualpraktiken bedeutungslos ist. Und überhaupt: Spirituelle Liebe zwischen Homosexuellen ist durchaus in der Keuschheit möglich!

Lernprojekt 6 *(§ Recht und Gesetz)* empfohlen ab 14 Jahren, beschäftigt sich ausschließlich mit juristischen Fragen. Da beim Pornokonsum die vom Staat festgesetzten Gesetzesschranken überschritten werden, lässt das „Sich-Reinziehen" solcher Filme Schuld- und Schamgefühle hochkommen. Es geht also m. E. darum, durch das Bewusstwerden der Gesetze diese Schamgefühle zu akzeptieren, mit ihnen einen Umgang zu finden. Hinsichtlich Minderjährigen muss juristisch reiner Tisch gemacht werden, aber – so das Manual –, ohne die in den Gesetzen mitverankerten Werte zu „überbetonen". M. E. spiegelt diese Scheinheiligkeit erneut die Orientierungslosigkeit der Erwachsenen und den Druck wider,

politisch korrekt zu bleiben. Es ist dem Projekt letztlich darum zu tun, Kinder vor
Pädophilie, vor Gewalt, Sextings usw. zu schützen. Und hier ist die Sachlage eindeutig. Ein Auszug aus dem Deutschen Gesetzeskodex wird vorgestellt. Nach der
Methode „Partnerinterview", zu zweit mit Partner A und Partner B, wird gemeinsam der Text gelesen. Danach fasst Partner A den Gesetzestext so gut zusammen,
wie er ihn verstanden hat. Partner B wiederholt ihn mit den Worten: „Habe ich
dich richtig verstanden, dass…?" Danach werden die Rollen gewechselt. Jeder
darf zwei Fehler einbauen, die der andere entdecken muss! Eine weitere Übung
geht von einer Liste an erlaubten und unerlaubten Situationen aus, und die Schüler müssen hier die richtige Antwort ankreuzen. Lernbeispiele mit den zutreffen-
den Antworten dienen als Vorübung.

Die Angaben dieses Lernmoduls sagen es nicht explizit. Aber implizit wird
den 14-Jährigen klar mitgeteilt, worauf sie ein Recht haben und worauf nicht. Der
didaktisch gut gemeisterte Trick besteht darin, dass der Lehrer den Jugendlichen
nicht eine Moralpredigt halten muss oder seine Schüler ausfragt, wer schon was
und wie lange gesehen hat. Wir befinden uns also hier ganz in der Logik der primären Prävention, die ganz deutlich sagt, wo es langgeht, und dabei trotzdem die
Intimität der Schüler voll respektiert.

Das deutsche Manual *Let's talk about Porno* schließt mit ein paar Interviews,
die mit anerkannten Spezialisten auf diesem Gebiet geführt wurden und die ganz
aus der politisch korrekten Genderdebatte herausfallen. Ihre markanten, ja expo-
nierten Ansichten sollen die Diskussion entfachen. Wir haben bereits J. Pastötters
Warnmeldung vor dem Anlaufen eines Pornofilmes zitiert, die darauf hinweist,
dass Porno mit gleichzeitigem Masturbieren zwischenmenschliche Störungen
hervorrufen kann. Wir kommen darauf in Kap. 4 und 5 dieser Arbeit zurück.

2.3   Das österreichische „Sex we can"[19]

Das letzte, originellste deutsche Lernmodul (7) (*„Sex we can"*) richtet sich an
14-Jährige und Ältere. Die drei Clips, die auf dem österreichischen sexwecan.at
zu sehen sind, haben verschiedene deutsche und österreichische Auszeichnun-
gen von Sexualaufklärungsstellen erhalten. Das deutsche Lernmodul (7) baut auf
der dritten Filmsequenz auf. Dieses österreichische Lernmaterial soll der Lehrer
gemäß Anleitung zusammen mit der Klasse anschauen. Nicht nur das Ansehen

---

[19]sexwecan.at.

dieser Filmsequenzen ist außerordentlich wichtig, um meine nun folgenden Ausführungen zu verstehen. Das Hauptziel besteht bei sexwecan.at darin, problematische Themen anzudiskutieren, ohne dass die Jugendlichen über ihre eigenen Erlebnisse, Ängste, Wünsche und tieferen Überzeugungen berichten müssen.

Sequenzen 1 und 2 der Filme sind m. E. unerlässlich, ein Vorspann, um Teil 3, der uns betrifft, zu vertiefen. Sophie, die Heldin der drei Sequenzen wird wie üblich mit großer Ausführlichkeit über die hormonelle Verhütung informiert. Dennoch verlässt sie die Arztpraxis voller Wut und verlangt von ihrem neuen Freund David, dass der sich mit dem Präser schützt. Wir erfahren nicht, weshalb Sophie aus der Sicht der geläufigen Sexualaufklärung mit schlechtem Beispiel vorangeht und die hormonellen Verhütungsmittel abweist, die hierzulande als einzig „sicher" und „völlig reversibel" gepriesen werden und die ihr doch ihre ältere Freundin mit großer Hingabe erklärt und schmackhaft gemacht hat. Wir müssen im umfangreichen Manual für Pädagogen, das die drei Sequenzen dokumentiert, nachsuchen, um den Grund zu finden: Jedes Mädchen soll zumindest die Gelegenheit bekommen, ihren Zyklus hinreichend kennenzulernen und diese Kenntnis allenfalls dazu nützen, um eine Schwangerschaft zu vermeiden. Genau dieser aufgeklärte Zugang wird hierzulande von ODES, der Behörde für die Gesundheit in den Schulen im Kanton Waadt, aufs heftigste bekämpft, ohne dass wir jemals die Gründe dazu erfahren hätten.[20]

Zum Clip 3 von sexwecan.at: In diesem im Manga-Stil gehaltenen Film erfahren wir die pubertäre Liebesgeschichte von Sophie und David. Es geht um das „erste Mal", das Hauptthema. Durch das Trickfilmverfahren wird es möglich, in diesem Clip krasse pornografische Sequenzen zu parodieren, aber ohne gegen das Gesetz zu verstoßen. David ist ein vorbildlicher Junge im Umgang mit dem Präser. (Der Film weist humoristisch darauf hin, dass die gute Präservativqualität in Österreich nur in den Apotheken erhältlich ist!) Der Zuschauer sieht zunächst den nicht zensurierten erigierten Penis von David in Manga-Gestalt. Das „erste Mal", die erste geschlechtliche Vereinigung, wird zum überpeinlichen Flop. Sophie

---

[20]Auf S. 36 des Manuals *Sex we can,* der von der gleichnamigen Site heruntergeladen werden kann, lesen wir: „Da viele Jugendliche und auch erwachsene Frauen die disziplinierte Anwendung der NFP nicht schaffen und/oder nicht wollen, muss zur sicheren Verhütung ein passendes Verhütungsmittel gefunden werden, das immer angewendet wird." Anders gesagt: Für ein motiviertes und gewissenhaftes Mädchen ist diese Möglichkeit durchaus ein gangbarer Weg, der nicht wie bei uns, von den Gesundheitsbehörden verteufelt wird. Um die eigenen emotionalen Kommunikationskompetenzen bei den Jugendlichen zu verbessern, sollte der Lehrer ebenso einen Blick in das nicht weniger brisante, 140 Seiten lange österreichische Manual werfen, von dem das deutsche Manual weitgehend inspiriert wurde, um danach aber didaktisch viel weiter zu gehen.

bekommt keinen Orgasmus, was David in eine Beziehungskrise versetzt. (Ältere Betrachter können sich hier schon ein Stück abschneiden: „Aha, dieses Problem haben schon die jungen Mädchen und nicht erst die reiferen Frauen.") Sophie versucht, David zu beruhigen, für sie gehöre der Orgasmus nicht wesentlich dazu, um sich als Frau wohlzufühlen. Ihre Busenfreundin hat ihr auch klar und deutlich weisgemacht, dass Mädchen ganz alleine, durch Masturbieren, zum Höhepunkt gelangen können, dazu brauche es keinen Mann. Das Ausbleiben eines Orgasmus sei also wirklich kein Anlass, Komplexe zu entwickeln.

In der nächsten Filmszene sehen wir, wie David und sein Kumpel sich auf ihrem Computer einen der üblichen Pornos reinziehen. Im Trickfilm wird die obergroteske Art dieser Pornos so richtig ausgereizt. Es ist zum Totlachen. Die Playmobil-artigen Pornofigürchen werden mit Schrauben, Nieten und Kolben zusammengehalten, wodurch sie flexibler als menschliche Schlangenmenschen werden. Bei ihrem hektischen Gerammel fallen sie auseinander und setzen sich im Flug auf humorvolle Weise wieder zusammen, um die stupide Rein-raus-Mechanik so richtig zu parodieren. David lässt sich von dieser Performance ganz hinreißen. Er will herausfinden, wie er seiner Sophie das nächste Mal einen richtigen Orgasmus verschaffen kann. Der Film bestätigt, was wir in der kanadischen Studie schon vernommen haben, nämlich dass die Jungs den Porno als wichtige Informationsquelle benutzen und ihn zunächst für bare Münze annehmen. Nur „funktioniert" der Sexualakt in Wirklichkeit nicht so. Beim nächsten Beischlaf stößt Sophie, angewidert durch Davids Gymnastikversuche, seinen Körper plötzlich vehement aus dem Bett. Sie bekommt es plötzlich mit der Angst zu tun, als David sie wie ein Sexobjekt in alle Richtungen dreht und wendet. Der Film belehrt uns, dass David lieber auf seinem Kumpel hätte hören sollen. Dieser hat ihn nämlich ausdrücklich vor überschnellem Sexkonsum gewarnt und ihm den Kamasutra zitiert, der von Selbstbeherrschung geprägt ist und vor Ausschweifungen warnt. Abendländische Wertvorstellungen werden, exotisch gefärbt, neu aufgetischt, um die Jugend zu erreichen. Das Wort "Keuschheit" oder eine entsprechende Pauluspassage sind hingegen nicht diskussionswürdig.

Dieser Clip verbindet auf eindrückliche Weise die groteske Porno-Obszönität mit einer guten Dosis Kritik an diesen nicht gerade erbaulichen Grenzüberschreitungen. Obszön, weil darin den Jugendlichen in Gestalt einer Karikatur gezeigt wird, was sie praktisch alle schon im Internet gesehen haben, es aber legal auch in Begleitung einer erwachsenen Person nicht sehen dürften. Kritisch, weil ihnen diese schreiende Parodie die Augen vor der ganzen Pornolächerlichkeit öffnet und ihnen die geläufigen, sexistischen Stereotypen bewusst macht. Oral- und Analverkehr werden dargestellt, aber es wird danach laut und deutlich darauf hingewiesen, dass diese Stellungen eher selten und wirklichkeitsfern seien und die meisten Frauen anwidern.

Die drei Clips kreisen um das Thema „das erste Mal". Es werden die verschiedenen Problemfelder der zwischenmenschlichen Kommunikation ausgeleuchtet, mit denen die Jungen, aber auch die weniger Jungen, immer konfrontiert sind. Darin liegt eine besondere Stärke des Films. Auch das Begleitmanual zielt auf eine Prävention ab, die über den Umgang Jugendlicher mit der Pornographie hinausgeht und auch Themen wie die gängigen sexuellen Probleme der verfrühten Ejakulation oder des Libidoverlusts direkt anspricht. Die Grundbotschaft ist: „Wir sitzen alle im gleichen Boot, wir Erwachsenen haben sicher mehr Erfahrung, aber keinen besonderen moralischen oder epistemischen Vorsprung in Sachen Sex." Aber aus Sexualerfahrungen allein wird nicht gelernt, wie Sex und Fruchtbarkeit Freundschaft schließen können.

Dieser österreichische Versuch verdient Würdigung in verschiedener Hinsicht. Ohne es ausdrücklich zu thematisieren, arbeitet dieser Ansatz die grundsätzlichen Geschlechterunterschiede heraus, die biologisch verankerten *Archetypen,* die die Genderdiskussion der letzten 40 Jahre krampfhaft auf Geschlechts-*Stereotypen* herunterspielte und auszuradieren versuchte. Wie gelingt dieser Fokus auf das Biologische? Wir erfahren in den Clips nicht, an welchen Orten die Jugendlichen Geschlechtsverkehr haben (vermutlich in der Wohnung ihrer Eltern). Sie schwören sich Treue (wie in einem ganz traditionellen Liebesroman). Das Thema Kind ist noch nicht spruchreif (und wird nur indirekt, durch die Verhütungsfrage, kurz angedeutet). Zudem wissen wir alle, dass diese Jugendlichen als Schüler oder Studenten finanziell längst nicht unabhängig sind. Sie haben den Schritt in die Erwachsenenwelt noch vor sich. Das Eigenartige: In den Sequenzen existieren die elterlichen Bindungen überhaupt nicht. Die einzigen Gesprächspartner sind die Gleichaltrigen. In diesem Teenie-Universum wird der soziale Kontext, werden die üblichen Rollenverhalten bewusst weggewischt. Das Thema Elternhaus wird ausgeklammert, obwohl allgemein bekannt ist, dass die Auseinandersetzungen mit den Eltern in diesem Alter einen unerschöpflichen Gesprächsstoff liefern. Das Teenie-Paar – im Französischen gibt es hierfür den verniedlichenden Ausdruck *bébé-couple* – konzentriert sich auf den Umgang mit den Gleichaltrigen und auf die eigene Freundschaftsbeziehung. Dadurch kann sich die ganze Pädagogik auf die biologisch relevante Geschlechterdifferenz konzentrieren. Dieser erzieherische Ansatz, dieser didaktische Trick setzt das für Gendertheoretikerinnen ausschlaggebende soziale Gefüge in Klammern, damit die sexuellen und biologisch begründeten Archetypen deutlicher zum Vorschein kommen.

Nochmals: Indem das *sexwecan*-Szenario die gesamte soziale Komplexität mit all deren Sachzwängen ausklammert, kann sich die Begegnung zwischen Sophie und David ganz auf das biologisch-psychologisch Weibliche und Männliche konzentrieren. Hinter dem permissiven Szenario des „ersten Mals", das als heutige

Jugendnorm hingestellt wird, verbergen sich die Schmetterlinge im Bauch einer
Sophie, die sich nicht traut, David, in den sie sich verguckt hat, anzusprechen. Im
Grunde sind ihre Emotionen das Hauptproblem. Sophies altkluge Busenfreundin
versucht, sie geschickt zu beruhigen. Denn sie „weiß" haargenau, dass 95 % der
Jungs unter 16 vorgeben, in Sachen Sex erfahren zu sein, in Wirklichkeit seien es
aber nur rund 50 % usw. Dieser Umstand könnte Sophies Anlaufschwierigkeiten
erklären, sollte ihr die Angst nehmen. Den Mädchen wird mit dieser Botschaft
durch die Blume zugeflüstert: „Mädels, nehmt nicht alles für bare Münze, was
euer Romeo erzählt." Diese Botschaft widerspricht jedoch einer Liebesvorstel-
lung, in der dem anderen Vertrauen geschenkt wird!

Ihre erste sexuelle Begegnung führt zur Katastrophe: Sophie ist emotional
nicht für den Sexualakt bereit und schon verliert David seine Erektion. Damit ist
der geeignete Zeitpunkt im Szenario gekommen, um das Thema auf die Becken-
bodenmuskulatur-Übungen zu lenken, welche die Frau richtig beherrschen lernen
soll. Das zweite Mal kommt es dann zu Davids narzisstischer Beleidigung: Bei
ihm klappt es, aber Sophie bekommt keinen Orgasmus, und David schämt sich,
weil er fürchtet, seine eigene Männlichkeit habe versagt. Das dritte Mal, wie
schon erwähnt, wird David bei seinem krampfhaften Versuch, die Pornoklimm-
züge nachzuahmen, von Sophie mit beiden Beinen schnurstracks aus dem Bett
hinauskatapultiert. Diese Misserfolge sollen aufzeigen, wie stark Sophie unter
dem Druck der Gleichaltrigen und der Jungs leidet. Doch die ältere Busenfreundin versucht, ihre Schamgefühle zu besänftigen. Sie solle auch ihre Ängste zulassen und nichts mehr überstürzen und vor allem den Jungen ein wenig zappeln
lassen. Die gute Freundin kommt aber auch mit gefährlichen Halbwahrheiten
daher wie: „Während der Periode kannst du schwanger werden"[21], vor denen der
Film ausdrücklich warnt! Die Zykluskenntnisse fallen flach. Dafür werden die
Betrachter von Clip 1 und 2 über die wirkliche Größe der Klitoris in Wort und
Bild aufgeklärt (die unsichtbaren, recht langen Klitoriswurzeln erstrecken sich
längs der Vagina im Inneren des Beckenbodens), sowie über die durchschnittliche
Größe eines Penis, dessen Schwellkörper unter den beiden Hoden bis zum Damm
weiterführen. Die Penisgröße ist ein typisches Vergleichsobjekt der Jungs, ein
Gegenstand des Wettbewerbs. Hierzu gibt sich der Film väterlich beruhigend, da
„sich die Scheide auf jede Penisgröße einstellen kann". Hingegen erfahren wir
nichts über den (umstrittenen) G-Punkt sowie die Prostatamassage.

---

[21]Während einer Zwischenblutung oder einer Eisprungsblutung kann eine Frau schwanger
werden. Das Horrende an dieser Halbwahrheit liegt eben darin, dass die Frau diesen Unterschied nicht kennt und nicht weiß, was eine echte Menstruation ist. Nur dann kann sie nicht
schwanger werden.

Dieser Ansatz hat zum Ziel, die Jugendlichen selbstständiger in ihren Entscheidungen und in ihren Wertsetzungen werden zu lassen, damit sie sich insgesamt wohler fühlen usw. Dagegen wird die Gendervertreterin vehement einwenden, dass diese Filme auf „überkommene Frauen- und Männerstereotypen des Patriarchats fixiert" seien, die längst „ausgerottet" gehörten. Der Film bleibt gegenüber dieser wohlbekannten Kritik seltsam stumm: Das Mädchen bleibt eher die Vorsichtigere, die Risikoscheuere und auf mehr Intimität Bedachte. Sie hat zur Aufgabe, das Triebhafte im Mann abzufedern. Der Junge wird gezeigt als der ständig Risikobereite, der Bewunderer des Unkontrollierbaren, als einer, der immer zu schnell penetrieren will und dessen Sexualprogramm klar durch das Orgasmusziel vorgegeben ist. Der Film stellt sich stillschweigend auf den Standpunkt, dass hierbei nicht *Stereotypen,* sondern *Archetypen* des Weiblichen und des Männlichen ausgedrückt werden – eine Auffassung, die wir durchaus teilen. Das Lernmanual erweitert diese Grundaussage auf den altertümlich klingenden Dreiklang Kopf (Wille), Herz (Emotion) und Genitalien (sexueller Reiz): All diese Elemente müssen bei einem befriedigenden Sexualakt mitschwingen. Damit wird ganz klar einer traditionellen Auffassung der weiblich orientierten Sexualität das Wort geredet, bei der sich die Sexualerregung nicht vom Emotionellen abkoppeln soll, wie das im Porno ständig vorgemacht wird.

Im österreichischen Text findet sich eine sehr aufschlussreiche Erklärung der Geschlechterarchetypen. Auf S. 126 legt uns einer der Autoren von sexwecan.at eine ebenso triviale wie grundlegende Wahrheit dar: Die sexuelle Erregung, die von außen kommt, wird nicht unbedingt von Emotionen der Anteilnahme und Freude begleitet. Diese Beschreibung betrifft vor allem Männer. Die männliche Sexualität definiert sich vornehmlich von der Außenwelt her, durch aktive Suche im sozialen Raum, durch einen steifen Penis beim Anblick einer aufreizenden Frau, um vom Äußeren ins Innere vorzustoßen, es zu erobern, um mit der Penetration und Ejakulation seine Männlichkeit zu hinterlassen. Der symbolische und auch wirkliche Weg des Männlichen von außen nach innen gehorcht im Sexualakt einem klar definierten Ablaufschema: Der Orgasmusreflex ist das Ziel, ohne das erreicht zu haben, der „normale" Mann unweigerlich das Gefühl bekommt, am Wesentlichen vorbeigegangen zu sein. Von seiner biologischen Ausstattung her muss der Mann seine 200 bis 500 Mio. Spermien pro Ejakulat ausschütten.

Die weibliche Sexualität – wer hätte das gedacht – erschließt sich von innen her, der Gebärmutter, dem Ort, wo das neue Leben gewoben wird, vom „Herz", den Emotionen her, nach außen. Die Frau motiviert sich durch Emotionen und wird dadurch aufnahmebereit. Weshalb? sexwecan.at vergisst ein wesentliches

Element: Zur Innerlichkeit der Frau gehört ihr Zyklus, der auch ihre Gefühlswelt und ihre Emotionen moduliert, je nach fruchtbarer oder unfruchtbarer Phase. In der Gebärmutter, in den Eierstöcken, muss ihre Fruchtbarkeit geschützt werden. Nur ein einziger Eisprung, ein seltenes, kostbares Ereignis, vollzieht sich üblicherweise pro Zyklus. Von ihrer biologischen Konstitution aus gesehen entfaltet sich die Weiblichkeit von ihrer biologischen Innenwelt her in die Außenwelt. Sie findet ihre Krönung in der Schönheit,[22] wodurch nicht zuletzt die weibliche Fruchtbarkeit zum Erstrahlen gelangt – ganz zu schweigen vom Gebärvorgang, der diesen Weg von innen nach außen vorzeichnet.[23] Indem der österreichische Ansatz die sozialen Folgen der Sexualität übergeht und als Teenie-Spiel verkürzt, was didaktisch durchaus seine Berechtigung hat – auch um dem Mädchen zu zeigen, dass es keine Eile mit dem Beischlaf haben muss –, erschafft er sich die geschlechtlichen Stereotypen von Neuem, aber ohne die Tatsache zu reflektieren, dass zwischen sozialen *Stereo*typen und biologisch-psychischen *Arche*typen zu unterscheiden ist. Wir werden diesen Schritt in Kap. 4 und 5 mit Hilfe von Susan Pinkers *Das Geschlechter-Paradox: begabte Mädchen und schwierige Jungs und der wahrer Unterscheid zwischen den Geschlechtern* vollziehen.[24]

---

[22]Dass die Ästhetik letztlich im hoffnungsvollen Zukunftsentwurf der Fruchtbarkeit gegründet ist, wäre einer philosophischen Untersuchung wert. Das Weibliche mit der Schönheit zu verknüpfen, war für Kant in seiner *Kritik der Urteilskraft* selbstverständlich. Interessant ist hierbei, dass nach östlichen Philosophien ausgerichtete Frauenkreise diesen Zusammenhang durchaus thematisieren und für selbstverständlich erachten. Ich lese da auf einer Homepage espace-emeraude.ch: „La beauté du féminin est une éclosion intérieure qui mérite une attention sacrée … Chaque femme possède un germe d'amour inconditionnel à faire rayonner dans son entourage, chaque femme est une étincelle de vie et de beauté profonde." Diese Ansicht ist freilich politisch völlig unkorrekt, ich getraue mich schon gar nicht, sie ins Deutsche zu übersetzen! Man muss schon auf einen Pater Anselm Grün stoßen, der ähnliche Beschreibungen des Weiblichen wagt (2008). *Königin und wilde Frau*, Münsterschwarzach: Vier-Türme-Verlag. Vgl. Kap. 5.

[23]Teenies stehen stark unter dem Schönheitsdruck der Models. Ein Teenie, der stolz auf seinen *thigh-gap* ist, dem (allfälligen) Zwischenraum unterhalb der Scheide im Bereich der Oberschenkel, um seine schlanken Beine zu betonen, merkt gar nicht, dass er damit ein Fruchtbarkeitszeichen zur Schau stellt, das sowohl provozierend als auch irritierend auf das Gegenüber wirkt, abgesehen von den Anorexiegedanken, die andere Mädchen bekommen könnten! Wir werden in Kap. 4 und 5 sehen, dass dieser verheerende Schönheitsdruck und die provokative Zurschaustellung der Fruchtbarkeitszeichen dem Mädchen durch die Kenntnisse ihrer Fruchtbarkeit bewusst gemacht und dadurch abgeschwächt werden kann.

[24]Kindle-Ausgabe. Original: Pinker, S. (2008). *The Sexual Paradox. Gifted Girls and Troubled Boys and the Real Différence Between the Sexes*. London: Atlantic Books.

Literatur

Akré, C. (2011). Entre abus sexuel et relation consensuelle: Exploration d'une zone grise (Zwischen Sexualmissbrauch und sexuellem Einverständnis: Ausloten einer Grauzone.).

Altstötter-Gleich, C. (2006). *Pornographie und neue Medien. Studie zum Umgang Jugendlicher mit sexuellen Inhalten im Internet.* Mainz: Pro familia.

Bonnet, G. (2003). *Défi à la pudeur: Quand la pornographie devient l'initiation sexuelle des jeunes.* Paris: Albin Michel.

Direction des communications. (Hrsg.). (2008). Rapport du Conseil du statut de la femme au Québec. www.cst.gouv.qc.ca. Bibliothèque et Archives nationales du Québec.

Gagnon, G. (2007). Ça SEXprime: La pornographie sur internet et les conséquences pour les jeunes: Comment intervenir. Nr. 9. Montréal: Ministre de la santé et des services sociaux du Québec. Mss.gouv.qc.ca/itss/evaluation.

Grimm, P., Stefanie R., & Michael, M. (2010). Stand der Forschung. In *Porno im Web 2.0. Die Bedeutung sexualisierter Web-Inhalte in der Lebenswelt von Jugendlichen* (S. 13–36). Berlin: Vistas.

Grün, P.A. (2008). *Königin und wilde Frau.* Münsterschwarzach: Vier-Türme-Verlag.

Kant, I. (1912). Antwort auf die Frage „Was ist Aufklärung?". In I. Kant (Hrsg.). (Bd. VII, S. 33–42). Berlin: Akademieausgabe.

klicksafe.de. (Hrsg.). (2015). Let's talk about porno. Arbeitsmaterialien für Schule und Jugendarbeit. http://www.mediaculture-online.de/Let-s-talk-about-Porno.1764.0.html#c10183. Zugegriffen: 10. Apr. 2016.

Pinker, S. (2008). *The sexual paradox. Gifted girls and troubled boys and the real différence between the sexes.* London: Atlantic Books.

Robert, J. (2005). *Le sexe en mal d'amour: De la révolution sexuelle à la régression érotique.* Québec: Editions de l'Homme.

Sandis, F. (2012). *Les sex addicts, quand le sexe devient une drogue dure.* Paris: Hors Collection.

Veluire, M., & Siguret, C. (2009). *Les adolescents et la sexualité, 101 questions de mères.* Paris: Robert Laffont.

Verein zur Förderung von Medienaktualitäten im schulischen und ausserschulischen Bereich. (2010). Sex we can?! Österreichischer Jugendaufklärungsfilm. http://www.sexualpaedagogik.at/sex-we-can/. Zugegriffen: 10. Apr. 2016.

Weidinger, B. & Wolfgang, K. (Hrsg.). (o. J.). Manual zum Film Sex we can?! Österreichischer Jugendaufklärungsfilm. http://www.sexualpaedagogik.at/uploads/media/Manual_v091011.pdf. Zugegriffen: 10. Apr. 2016.

Wettstein, H. (2011). Sexting (Eng) – Sextos (fr): Acte d'envoyer électroniquement des messages, des photographies sexuellement explicites, surtout entre des téléphones cellulaires. Seminararbeit, PH-Lausanne.

Was ist Sexsucht? Umfrage im Frühjahr 2011 in Lausanne

3

Zusammenfassung

An zweiter Stelle schildern wir, wie unsere Feldforschung hier in Lausanne bei den Gesundheitsverantwortlichen jämmerlich im Sande verlaufen ist. Die soziologischen Hintergründe dieser Kommunikationsverweigerung sind wohl in anderen europäischen Gesellschaften ähnlich und wurden dank Internet (Kap. 2) durch die Sexualaufklärungsstellen in Kanada, Deutschland und Österreich überbrückt und mehr als wettgemacht. Wir werden dabei die Begriffe der primären, sekundären und tertiären Prävention mit konkreten Inhalten ausgestalten und versuchen, diese Kommunikationsverweigerung zu erklären. Gleichzeitig werden konkrete Präventionsvorschläge angeboten sowie die Sexsucht beschrieben.

3.1 Begriffliche Klärungen

Was bedeutet „primäre Prävention" genauer gemessen an der Jugend und ihrem Pornographiekonsum? Unter der Voraussetzung, dass es möglich wäre, die Jugend wirksam von der Pornographie fernzuhalten, bestünde die Primärprävention darin, diese Jugend so lange wie möglich vor diesen Bildern zu schützen – zumindest in der Schweiz und in Österreich bis zum 16. Lebensjahr, dem Schutzalter in Sachen Sexualität und Pornographie – und sie davon abzuhalten bzw. davor abzuschrecken. Da in dieser Hinsicht die Mädchen eher Zurückhaltung üben, müssten ganz gezielt die Jungs erfasst werden und Mädchen wie Jungs einer geschlechtsspezifischen Prävention zugeführt werden. In unserer Gesellschaft, wo die Jugend schon ab neun Jahren, Mädchen wie Jungs, pornografische Inhalte, gewollt oder ungewollt, auch durch E-Mail-Zusendungen, auf ihren

© Springer Fachmedien Wiesbaden 2017
H. Wettstein, *Sexualaufklärung und Herausforderung Pornographie*,
DOI 10.1007/978-3-658-13241-5_3

Smartphones oder im Internet zu Gesicht bekommen, käme diese Prävention zu spät. Wie ist da vorzugehen?

Die beiden Manuale, das deutsche wie das österreichische, haben Mittel und Wege zu einer Primärprävention gefunden, die dem Umstand Rechnung tragen, dass die Zielgruppen diesen Inhalten bereits ausgesetzt worden waren. Diese betreffen nicht nur die Pornographie, sondern sämtliche suggestiven Werbebilder im öffentlichen Raum, die vom Porno unmittelbar inspiriert und überall zu sehen sind, wie z. B. die in Kap. 2 zitierten Werbefeldzüge von Tally Weijl.

Die im deutschen Sammelband *Porno im Web 2.0* aufgeführten Einzelstudien weichen zahlenmäßig voneinander ab, aber es darf getrost davon ausgegangen werden, dass ungefähr 85 % der 12- bis 22-jährigen Jungs und ungefähr 50 % der gleichaltrigen Mädels im Internet Pornographie gesehen haben. Die allgegenwärtige Konfrontierungsgelegenheit mit dem Porno sei auch der Grund, weshalb viele Jugendliche regelmäßig Porno konsumierten. Gemessen an der daraus entstehenden Gewohnheit müssten rund 40 % der Jungs und 8 % der Mädchen von einer Sekundärprävention erfasst werden. Wir haben gesehen, wie sexwecan.at dieser Situation geschickt Rechnung trägt. Dieses Lernprojekt enthält neben der primären Prävention eine sekundär präventive Ausrichtung, ohne jedoch diese Ausrichtung im Klassenkontext umsetzen zu können. Es wird davon ausgegangen, dass die Jugend ihre eigenen Erfahrungen hat, aber man lässt sie im Rahmen der Primärprävention diese Erfahrungen für sich behalten und wundert sich dann, dass die Sexting-Botschaften zunehmen. Eine eigentliche Sekundärprävention kann nur im vertraulichen und persönlichen Dialog mit dem Jugendlichen geschehen. Im Bereich der Tertiärprävention, des Suchtverhaltens müsste die in diesen Sachen noch völlig unvorbereitete Mediationsstelle an den Schulen eingreifen und speziell für die Jungs proaktiv werden. Vielfach geht bei den Jugendlichen die Spielsucht mit einer Pornosucht und weiteren Suchtproblemen einher. Wir werden am Schluss dieses Kapitels versuchen, die spezifischen Suchtverhaltensweisen zu beschreiben.

Spätestens, wenn ein Jugendlicher, der noch nicht als abhängiger zu bezeichnen wäre, Extrempornographie aufsucht, die auf der Youporn-Schwarzliste *No-No* (vgl. Anhang) ausdrücklich vermieden werden sollte, müsste er auch durch die Tertiärprävention, sprich durch eine Sexsuchttherapie, erfasst werden. In meiner Umfrage habe ich darauf geachtet, bezüglich dieser dreistufigen Prävention Genaueres herauszufinden, um die verschiedenen Ansätze besser voneinander zu trennen.

Was ist als „pervers" zu bezeichnen? Wenn man sich an die *No-No-Liste* von Youporn hält, wären alle dort aufgeführten Praktiken pervers, also moralisch nicht erlaubt. Die *No-No-Liste* geht über die in den USA geltenden Gesetze hinaus. Der Grund? Es soll die so florierende *Adult Industry,* wie die Pornographie schicklich benannt wird, weil das Schutzalter in den USA nach wie vor 18 Jahre ist, ja nicht Verruf geraten. „Erlaubt" ist also nur mehr die Masturbation mit oder ohne Sexobjekt (mit nach Youporn-Vorschriften beschränkter Größe), der Cunnilingus, der eher selten zu sehen ist, die sehr häufige Fellatio, die ebenso häufige Analpenetration, die praktisch systematische Ejakulation, die *Cumshots,* auf den Frauenkörper, insbesondere auf das Gesicht, sowie die doppelte Penetration einer Frau von zwei Männern oder mehr. Diese Praktiken stehen also nicht auf der *No-No-*Verbotsliste von Youporn, sind demnach gewerbekonform. Was einmal als normaler Geschlechtsverkehr bezeichnet wurde, nämlich das Einführen des Penis in die Scheide, ist im Netz beinahe zu etwas Exotischem geworden.

Erstaunlich: Die zu dieser Thematik aufgesuchte Literatur äußert sich nicht zu dieser neuen „Normalität". Sie scheint diesen Zustand zu akzeptieren, sonst hätte sie ihn zumindest hinterfragen können. Die Ausnahme bleibt auf sexwecan.at zu sehen: Dort lernt der Jugendliche, dass diese Sexstellungen in der Wirklichkeit meist verabscheut werden. Es wäre deshalb zu erwarten, dass diese Bewertung von der einschlägigen Literatur zumindest wahrgenommen würde. Doch ist der politisch korrekte Diskurs bei diesen wenigen Studien in dieser Hinsicht völlig sprachlos und verwandelt sich in ein politisch korrektes Schweigen. Alles in allem wäre es interessant, zu wissen, ob die verantwortlichen Pädagogen diesem neuartigen Normalitätsstandard ausdrücklich oder stillschweigend beipflichten, ob sie sich in Bezug auf die Verharmlosung der Sexstellungen von anal bis oral überhaupt positionieren. Letztere halte ich, ausgenommen die Masturbation, für gesundheitlich nicht unbedenkliche Sexualhandlungen, insbesondere wenn sie 1) außerhalb einer festen Beziehung stattfinden und 2) im Internet dargeboten werden. Der Leser merkt jetzt, woher der Wind weht: Wir vertreten eine restriktivere Pornographiepolitik, bei der wir vor allem auch an unsere Kinder und Kindeskinder denken und mit einer ernsthaften Pornoprävention Ernst machen.

Wie ist nun die Definition der Pornographie zu erfassen? Wir haben gesehen, dass diese Frage im Lernprojekt 8 des deutschen Manuals abgehandelt wird, in dem es um Recht und Gesetz geht. Das Bestreben in diesem Lernprojekt war es, eine möglichst neutrale, nicht sexistische Definition auszuformulieren. Im Anschluss an diese Definition müsste das Auge der Pornogucker so „erzogen" werden, dass es den sexistischen Porno umgeht, ihm keine Beachtung mehr schenkt und sich nur noch vom nichtsexistischen Porno anziehen lässt. Gewiss kein leichtes Unterfangen! „Die sexuelle Lust anzureizen" ist ein anerkannter Aspekt aller Definitionen. Ihn stellen wir nicht infrage. Doch was bedeutet nun die „verletzende und entwürdigende" Seite im Lichte von Youporn und Co., wo sich ungehindert beliebige „Laiendarstellerinnen" ohne Alters- und

Klassenunterschiede in Szene setzen, die also aus freien Stücken mit (echter oder vorgetäuschter) Lust dieser Tätigkeit nachgehen? Ist die sexistische Komponente in der Definition hiermit überholt, so widerlegt dies unsere These. Der feministische Diskurs, der die Pornographie als Rückfall in die „stereotypischen Männer- und Frauenrollen" bezichtigt, wäre inhaltslos. Infolgedessen suchen wir nach einer neuen Definition, die einer aufgeklärten Genderdiskussion voll Rechnung trägt und die ein politisches Programm der Gleichberechtigung unter den Geschlechtern aufstellt. Wird uns die Umfrage auf eine interessante Fährte bringen?

3.2   Der Brief an die Gesundheitsstellen

Auf Empfehlung meines ursprünglichen *Mémoiredirektors* (Leiter der Forschungsarbeit), Prof. YX der Pädagogischen Hochschule zu Lausanne habe ich folgenden Persönlichkeiten der Waadtländer Gesundheitsbehörden einen Fragebogen zugeschickt:

- Profa (Dr. F.): die staatliche Sexualausbildungsstelle;
- ODES (Dr. D.): die kantonale Aufsicht über die Gesundheit in den Schulen;
- UMSA (Prof. M.): die medizinische Ansprechperson des Universitätsspitals für Jugendsexualität; Forschungsstelle;
- SUPEA (Dr. S.): Die Ansprechperson des Kinderspitals
- Eine Schulkrankenschwester
- Ein Fachvertreter einer evangelikalen Kirche

Anfang März 2011
Pornographie: Wirklichkeit der Jugendlichen, Positionierung der Fachleute
Sehr geehrte Frau/sehr geehrter Herr XY
Zurzeit bin ich an der Fertigstellung meiner Masterarbeit für die PH Lausanne, Bereich 2, Gymnasium, unter der Aufsicht von Prof. YX. Deren Zielsetzung entspricht obigem Titel. Als Philosophielehrer interessiere ich mich insbesondere auch für Sexualethik.
Herr Prof. YX hat mich gebeten, bei Ihnen eine kleinere Umfrage an den oben angegebenen Stellen durchzuführen. Ich hätte Sie also gerne in der

zweiten Märzhälfte getroffen, um mit Ihnen das beiliegende Formular zu besprechen.

Die Auswertung dieser Informationen geschieht völlig anonym, also ohne jegliche Quellenangabe, im Sinne von z. B. „von den 6 Experten meinen 3, dass ...“

Sollten Sie vielleicht Unterlagen zu dieser Thematik haben, so wäre ich Ihnen zu großem Dank verpflichtet, wenn Sie mir zur Gesprächsvorbereitung die einschlägigen Veröffentlichungen zustellen könnten, vergleichbar in etwa mit der beiliegenden kanadischen Studie ça SEXprime, die in diesem Zusammenhang eine gute Ausgangsbasis sein könnte.

Idealerweise könnten Sie auf die meisten Fragen schriftlich antworten, so dass sich mein Besuch auf die offenen Fragen konzentrieren könnte. Das sei hier bitte nur ein unverbindlicher Vorschlag.

Möchten sie mir bitte einen Termin ab dem 17. März vorschlagen und mir diesen auf harri@greenmail.ch mitteilen. Ohne Antwort Ihrerseits werde ich mir erlauben, Sie telefonisch zu erreichen.

Ich danke Ihnen jetzt schon für Ihre Bereitschaft, an dieser Umfrage teilzunehmen und verbleibe mit meinen besten Grüßen.

Dr. Harri Wettstein, PH-Student.

Um eine größere Bereitschaft zu erzielen, hatte ich in meinem obigen Schreiben die Anonymität der Aussagen betont. Wie im Brief vermerkt, hatte ich den in Teil 2 besprochenen Artikel aus Kanada, der 2007 veröffentlicht wurde, beigelegt.

3.3 Der Umfragebogen und die Antworten

Nur ein einziges Interview war mir vergönnt, dasjenige mit dem evangelikalen Pastor! Mit Pro Familia (Profa) hatte ich einen telefonischen und schriftlichen Gedankenaustausch. Alle anderen Trägerschaften der öffentlichen Gesundheit haben sich über meinen Fragebogen entrüstet. An der PH Lausanne wird großer Wert darauf gelegt, dass für schulische Belange ein multikultureller Ansatz entwickelt wird. Von daher erscheint es überfällig, Minderheiten wie Evangelikale oder Muslime zu berücksichtigen und sie gerade nicht auszuschließen, nur einfach weil sie den Porno von vornherein, ohne Wenn und Aber, pauschal verwerfen. Es macht durchaus Sinn, deren Argumente aufzunehmen, auch wenn diese manchem „altbacken“ anmuten oder im Schulbetrieb so nicht anwendbar sind. Nicht zuletzt hat auch das deutsche Manual die „Christen" (ohne weitere Unterteilung) als eine ernst zu nehmende Fokusgruppe berücksichtigt. Was soll denn da so abwegig sein, einen evangelikalen Pastor, der sich sogar auf die Pornosuchthilfe bei Jugendlichen spezialisiert hat, zu interviewen? Denn in den anderen christlichen Kirchen, z. B. der reformierten, existiert kein solcher Beratungsdienst und, so würde ich vermuten, kann die Pornographie nicht mehr über das katholische Beichtstuhlverfahren angegangen werden schon alleine deshalb, weil Teenager kaum noch beichten gehen.

Profa, deren gesundheitspolitischer Auftrag auf profa.org dargelegt wird, schrieb mir am 13. Mai 2011 folgende E-Mail:

> Im Rahmen einer Evaluierung unserer Dienstleistungen durch das sozialmedizinische und präventive Institut der Universität Lausanne (deren Ergebnisse auf unserer Homepage ersichtlich sind)[1] sowie infolge der daraus hervorgehenden Empfehlungen durch das DFJC, *Département de formation, de jeunesse et des cultes*, (Departement Ausbildung, Jugend und kirchliche Angelegenheiten), wurde Profa angeraten, sich auf ihre Kernanliegen zu konzentrieren. Neue Themen im Zusammenhang mit den neuen Technologien sowie die Internetprävention sollen fortan im Rahmen der Schuleinheiten durchgenommen werden.

Es fällt einem wie Schuppen von den Augen: Dieser externe, aber durch eine waadtländische Gesundheitsbehörde durchgeführte Profa-Audit enthält eine lange Verbesserungsliste, die in der ganzen Romandie umgesetzt werden sollte. Ich muss hier den Leser leider auf dieses sehr ausführliche Dokument von 2010 verweisen, das die Funktionsweise von Profa, genau gelesen, sehr stark infrage stellt. Auf jeden Fall wird hiermit belegt, dass die Pornographie von den öffentlichen Gesundheitsinstanzen sehr unzureichend behandelt wird.

---

[1]Koutaissoff, D., Ischy, F., So-Barazetti, B., Meystre-Agustoni, G., Dubois-Arber, F. (2009). *Rapport d'évaluation des prestations du service d'éducation sexuelle de Profa en milieu scolaire*. Lausanne: Raisons de santé. Dieses Dokument kann direkt heruntergeladen werden: http://www.iumsp.ch/Publications/pdf/rds146_fr.pdf. Nebenbei sei hier bemerkt, dass die ODES, die besonders scharf gegen mich ins Gericht gefahren ist, diese Profa-Kritik mitunterschrieben hat. Die Verantwortliche von Profa gibt mir zu verstehen, dass die Profa-Beraterinnen, die in die Klassen gehen, „nur" auf die Fragen der Schüler „reagieren". Im Widerspruch zu dieser Aussage wird im Programmheft von Profa ausdrücklich gesagt, dass das Thema „Pornographie" für 11- bis 13-Jährige vorgesehen ist und anscheinend doch (irgendwie) behandelt wird.

Beispiel

Anonymer Fragebogen an die verschiedenen Stellen der Waadtländischen Gesundheitsbehörde.

Heterosexuelle Pornographie aus männlicher Sicht: Wirklichkeit der Jugend und Positionierung der Fachleute.

1. **Welches ist ihr gesundheitspolitischer Auftrag im Rahmen der Sexualität?**

   Evangelikaler Pastor (EP): Er hat kein direktes Mandat. Es ist für alle eine Anlaufstelle, auch für Leute außerhalb der Kirche. Er engagiert sich hingegen spezifisch in einer christlichen Bewegung, Wüstenstrom.de, die sich für die Arbeit an der männlichen oder weiblichen Identität einsetzt.[2]

2. **Wie definieren Sie die Pornographie?**

   EP: Er ist mit der kanadischen Definition, welche den Sexismus im Porno ankreidet, einverstanden, als eine Entwürdigung, insbesondere der Frau. Er fragt sich, ob sich diese Leute überhaupt selber respektieren. „Was ist da noch für ein Unterschied zwischen Erotik und Pornographie?" Sofern in der Erotik keine Hintergedanken gewälzt werden, das Gegenüber wie ein Konsumobjekt zu behandeln, ist sie positiv, nicht hingegen wenn die Sexualität von der menschlichen Beziehung abgetrennt wird.

3. **Kennen Sie die großen Pornoproduzenten, ihre Strategien und ihren Umsatz?**

   EP: Er entnimmt seine Informationen von einem katholischen amerikanischen Portal archkch.org, hat aber sonst keine weiteren Recherchen gemacht. Dort ist die Rede von 100 Mio. $ Umsatz pro Jahr!

4. **Welche Rolle sollte Ihrer Ansicht nach die Schule im Sekundar- und Gymnasialbereich an primärer, sekundärer und tertiärer Prävention in Bewegung setzen?**

   EP: Viele Leute, die zu mir kommen, erzählen mir von ihrem Kontrollverlust im Umgang mit der Pornographie. (Der EP arbeitet also hauptsächlich im Bereich der tertiären Prävention. Ich stelle fest, dass eine derartige Anlaufstelle an unseren Schulen fehlt, daher mein dahingehender Vorschlag, vgl. weiter oben.) Der EP kann sich nicht für die öffentlichen

---

[2]Die evangelikalen Kreise erscheinen von außen gesehen als homophobe Bewegungen. Selber würden sie sich nicht so sehen: „Christus liebt jeden Menschen als Person, er liebt aber nicht unbedingt alle Handlungen. Dazu gehören homosexuelle Tätigkeiten." In ihren Augen kann jeder Homosexuelle von seiner „Krankheit" geheilt werden. Wir teilen diese These nicht.

Schulen äußern. Für ihn geschieht die Primärprävention im Verinnerlichen der Biblischen Botschaft. Es ist wichtig, dass wir uns nicht mit zusätzlichen Schuldgefühlen belasten. Dieses Gefühl hilft uns aber, aufzuzeigen, dass wir auf dem falschen Wege sind. Schon im Religionsunterricht wissen die Jungen nämlich ganz genau, „was nicht gut ist". Die Sexualität ist positiv, sofern sie im geeigneten Rahmen stattfindet, nämlich in der Ehe. Die primäre Prävention, so der EP, sei doch die umfassende Lebens- und Liebesbotschaft, welche die Bibel verkünde. Ein Vergleich: Ein Kaminfeuer ist sehr angenehm, aber nicht im Dachgeschoss unter den Dachbalken, wo jederzeit eine Feuersbrunst ausbrechen kann. Wie soll man auf die sexuellen Wünsche eingehen? Zentral ist dabei: Bin ich bereit, die Vaterschaft zu übernehmen? Gleichzeitig sollen Wendungen wie „du darfst nicht" und „Gott hat gesagt" vermieden werden. Bin ich bereit – so sollte sich der Jugendliche fragen – zuzuwarten? Wahre Liebe wartet! Vgl. die gleichnamige Homepage wahreliebewartet.de.

Im Zusammenhang mit der Bindungsfähigkeit an eine Person ist zu sagen (so der EP): Gott interessiert sich für unsere Herzen, PS 4,23, und nicht für unsere Unterhosen 1 Kor 6,16. Eine körperliche Bindung hinterlässt immer Spuren. Jeder soll sich die Gelegenheit geben, eine schöne Liebe zu erleben, Liebe zu geben und zu nehmen und die Spaltung zwischen der Sexualität und dem Herz, den emotionslosen Sex, vermeiden. Wir sollen uns dennoch in allen Bereichen von einer anklagenden Religion befreien. Da kommt die List des Pornos: Er berührt unsere Intimität und andere „edlen" (sic) Bedürfnisse wie z. B. die Besänftigung unserer Ängste, die Bedürfnisse des Kindes in uns usw. Diese tiefgreifenden Bedürfnisse in die Finsternis zu ziehen, wo sie uns immer mehr entgleiten und auf Abwege bringen, je öfter wir Porno konsumieren. Es sind alles Bedürfnisse, die in der wirklichen Welt nicht vorkommen. Der Porno will also schiefe Bedürfnisse auf perverse Art stillen – eben meine Frustrationen, Ängste, affektiven Defizite usw. Diese Bedürfnisse verweisen allesamt auf unerfüllte Anerkennung und Liebe, die uns in Versuchung bringen. Bei introvertierten Männern kommt es vor allem darauf an, dass sie die Beziehung zum anderen Geschlecht entdecken. Gerade die Ungewissheit in der Beziehung, das Risiko, von der Frau abgewiesen zu werden, macht uns Männer für den Porno anfällig. Wo ich nämlich keine Beziehungsrisiken eingehe, da erlebe ich auch keine Zurückweisung. Da hakt der Porno ein, sofern es eine ungefestigte Männlichkeit nicht zustande bringt, den Mitmenschen in Fleisch und Blut zu begegnen. Statt uns zu helfen,

Beziehungen aufzubauen, verstärkt der Porno unsere Einsamkeit, unser Minderwertigkeitsgefühl. und setzt die Messlatte immer höher an.

5. **Was sagen Sie zum kanadischen Rapport *ça SEXprime*?**
EP: Ein guter Artikel, habe keine weiteren Kommentare, will ihn nochmals vertiefen.

6. **In der Gratiszeitung *Zwanzig Minuten* werden regelmäßig die Verdienste eines „Pornostars" gelobt. Die Sexkolumne in *Lausanne Cité* wird von einer „Muse" (égérie) des Pornos geleitet und die Karrieren der „richtigen" Sexspezialisten scheinen heute über die Lernerfahrung im Pornobusiness zu laufen. Was bedeutet für Sie diese Entwicklung?**
EP: Würden Sie die Mafia beauftragen, uns Ethik-Lektionen zu erteilen? Es gibt aber die Erlösung. Entscheidend ist: Ab welchem Stadium verliert man seine Bezugspunkte? Die Botschaft der Kirche war wenig hörbar in der letzten Zeit: Wir wissen nicht mehr, mit unserer Sexualität umzugehen, diese schöne Schmuckschatulle aus starkem Holz, die nicht mit menschlicher Kraft allein beschützt werden kann. Ohne spirituelle Komponente in der Sexualität liegen wir daneben: Ist es möglich, ohne Gott die Sexualität zu steuern? Wie muss man vorgehen, um die Sexualität nicht ganz auszulöschen oder sie ohne Gott nicht auf Abwege geraten zu lassen? Es ist ein krasser Irrtum, zu behaupten, die Frau gehe freiwillig in den Pornoberuf. Es ist ein perverses Übergangsritual, und wenn man danach behauptet, es sei banal, ist das himmelschreiend.

7. **Welche Empfehlungen würden Sie den Lehrern mit auf den Weg geben, die mit Schülern unter 16 arbeiten? Welche Empfehlungen für Schüler ab 16?**
EP: Wir müssen auf die Religionsgeschichte zurückgreifen, um zu sehen, was Gott über die Sexualität sagt: Da stehen gewichtige Worte, die uns nicht mit Schuldgefühlen belasten. Man muss nur das Engagement mehr bewerten, die Langfristigkeit in der Beziehung, den gerechten Lohn nach einer anstrengenden Arbeit und nicht „versuch mal und du wirst schon sehen". Wir müssen die ganzheitlich Dimension der Sexualität von Körper, Geist und Seele wiederfinden und den Körper nicht zum Joystick oder Fastfood verkommen lassen.

8. **Beeinflusst der Pornographiekonsum das Gefühlsleben der Jugendlichen sowie ihre Einstellung zum anderen Geschlecht? Wenn ja, in welchem Sinne?**

EP: In diesem Alter, wo der Jugendliche seine sexuelle Identität entwickelt, wird er oft von Schamgefühlen gepeinigt. Oder er trifft sich mit „coolen Kumpels", die vorgeben, kein Schamgefühl mehr zu haben, die sich nicht mehr als sündige Menschen verstehen, obwohl sie es innerlich noch sind Röm 7,18. Wir brauchen den Heiligen Geist, um uns daraus zu befreien.

HW: Denken Sie an die Schamkultur bei Jugendlichen?

EP: Tatsächlich geht es darum, zu lernen, mit der Scham umgehen: Entweder projiziere ich die Scham auf andere oder ich lasse mich von ihr erdrücken oder ich versinke im Porno. Die Scham kann ich aber auch vor dem Kreuz ablegen und dabei voll verantwortlich bleiben, für das, was ich tue. Das ist der tiefere Sinn der Erlösung. Von daher kommt auch die Sprache des Glaubens.

9. **Wird sich die Kluft zwischen der Fruchtbarkeit und der Sexualität, die durch die Hormonverhütung entstanden ist, gleichzeitig auch die zunehmende Spaltung zwischen der sexuellen Erregung und den beziehungsbezogenen Emotionen weiter vergrößern?**

EP: Gewiss wird dieser Zwiespalt verstärkt. Je besser Körper und Seele verbunden sind, desto eher kann der Versuchung der Pornographie widerstanden werden.

Mehr dazu kam leider nicht. Hier ein wichtiger Zusatz, der an dieser Stelle erwähnt werden muss: Mit dieser Frage 9 hatte ich, ohne es zu wollen, eine große Entrüstungslawine bei den öffentlichen Gesundheitsstellen losgetreten. Der verantwortliche Arzt der ODES (Gesundheit in der Schule) hatte sofort per E-Mail in einen Rundschreiben den Kantonsarzt alarmiert, um mir mitzuteilen: „… Es gibt da einen größeren Interessenkonflikt zwischen Ihrem *Mémoire*-Thema und Ihren persönlichen Überzeugungen über die Sexualität bei den Jugendlichen. All die Jahre haben Sie mit SymptoTherm Positionen vertreten, die nicht auf der allgemeinen Linie der Prävention in diesem Bereich liegen und die deutlich in der Frage 9 erscheinen." Wir prallen hier, so unscheinbar diese Aussage auch erscheinen mag, mit voller Wucht auf die Biomacht *(biopouvoir)* der Gesundheitsbehörden, die der (übrigens homosexuelle) französische Philosoph Michel Foucault anprangerte. Im Gesundheitswesen wird heute, was nicht der offiziellen Doktrin entspricht, abgelehnt. Unsere Gesellschaft reagiert darauf auf arglistige Weise: mit Ausschluss. Natürlich bekam ich auf meine Frage, wie ich diesen „größeren Interessenkonflikt" und diese „allgemeine Linie der Prävention" verstehen solle, nie eine

Antwort. Die Biomacht hat es nicht nötig, sich auf einen argumentativen Dialog einzulassen, um ggf. ihre Ungereimtheiten einzusehen. Mein Ex-*Mémoire*-Direktor, der es plötzlich mit der Angst zu tun bekam, weigerte sich, mich unter vier Augen zu sehen und rannte mit seinem per E-Mail geäußerten Vorwurf in eine noch eine größere Absurdität hinein: „Sie interessieren sich mehr für die psychologische und sexuelle Entwicklung der Jugendlichen als für die mögliche Rolle der Schule und der Lehrer in Bezug auf Prävention gegen den massenhaften Pornographiekonsum." Als ob man diese beiden Ebenen einfach so trennen könnte! Wie soll eine Prävention entstehen, die sich nicht ausgiebig auf die sexuelle Entwicklung der Jugendlichen einlässt?

In Kap. 2 habe ich anhand des deutschen und österreichischen Materials darauf hingewiesen, dass dieser methodische Schnitt, der die psychologische Entwicklung des Jugendlichen von der Prävention des Pornos abtrennt, völlig unverständlich ist und sowohl der zitierten Literatur als auch der pädagogischen Praxis widerspricht. Ich habe in Kap. 2 mit einfachen Vorschlägen aufgezeigt, was die öffentliche Gesundheit und die Schule unternehmen könnten – Vorschläge, deren Umsetzung im Grunde genommen nicht sehr aufwändig wäre.[3]

Der mir unterstellte Interessenkonflikt liegt deutlich bei der ODES: Diese Gesundheitsbehörde verhindert es, dass die Mädchen und Jungen die richtigen Informationen über den Frauenzyklus erhalten. Denn zum einen verfügen sie zurzeit nicht über dieses Wissen, und zum anderen behaupten sie steif und fest, dass Mädchen, die ihren Zyklus beobachten und kennen, sofort schwanger werden (sic!). Es ist höchst beschämend, die richtigen Informationen im großen Stil zurückzuhalten und gleichzeitig dem anerkannten und überall ausposaunten Erziehungscredo zu widersprechen, wonach der Jugendliche lernen sollte, aufgrund wissenschaftlicher Erkenntnisse möglich selbständig und verantwortlich zu handeln. Dabei dürfen durchaus Zuwartebotschaften ausgeteilt werden wie auf sexwecan. at. Dort wird das Trauma der ersten drei, für das Mädchen misslungenen jugendlichen Sexualexperimente geschildert. Zu Ende gedacht kommt die Botschaft an: „Experimentiert nur mal, aber vielleicht wäre es doch

---

[3]Es hat Jahre gedauert, bis ich verstand, dass eine Gesundheitsstelle eine andere nicht öffentlich kritisieren darf. Und wenn sie es ausnahmsweise – aus guten Gründen – dennoch tut, muss diese Kritik so abstrakt „wissenschaftlich" daherkommen, damit die Presse keine griffigen Anhaltspunkte findet, die das Zeitungspublikum verstehen könnte.

besser, etwas zuzuwarten und reifer zu werden!" Zur Erinnerung: Schon die frühere, kanadische Studie warnte vor der immer bedenklicher werdenden Kluft zwischen den zwischenmenschlichen Gefühlen und der Sexualaktivität. Im Grunde genommen sind sich auch unsere Gesundheitsstellen der Wichtigkeit bewusst, die Sexualaktivität in einen emotional stabilen Rahmen einzubetten. Was sie hingegen nicht akzeptieren bzw. schon gar nicht zur Diskussion stellen wollen, ist meine grundsätzlich pillenkritische, und somit für sie äußerst bedrohliche These, wonach diese Spaltung zwischen Sex und Emotion durch eine andere, dahinter verborgende Spaltung zustande komme und verstärkt werde, nämlich durch die Abtrennung der Sexualität vom Zyklusgeschehen und der damit verbundenen Fruchtbarkeit. Wir werden dieser These im Kap. 4 eingehend nachgehen.

10. **Welche Maßnahmen usw. müssen Ihrer Meinung nach ergriffen werden, damit die Jugend einen kritischen Blick in Sachen Porno entwickeln kann, wie das schon von der kanadischen Studie gefordert wurde?**

    EP: Der Jugendliche muss die ganzheitliche Dimension wieder entdecken, das langfristige Engagement, das Schöne und Stärkende einer sich schützenden Intimität, auch die Aussicht auf eine größere Sinnlichkeit. Denn das Alles-gleich-jetzt wirkt zerstörerisch im Bereich der Sexualität. Wir müssen in qualitativ hochstehende Beziehungen investieren, das Intime schützen (also auch den Frauenzyklus, HW), in den Körper investieren.

11. **Hätten Sie noch andere Fragen in diesem Zusammenhang gehabt?**

    EP: Nein

12. **Offene Diskussion**

    Keine gewünscht. Das Interview vom 25.03.2011 dauerte ungefähr zwei Stunden.

Folgerungen: Ich verstehe mich als offenen Katholiken, der eingesehen hat, dass wir Abendländer von der östlich inspirierten Sexualität viel mehr lernen können, wie sie z. B. Diana und Michael Richardson in ihren Kursen, *Retreats* und Büchern verbreiten[4], als von den weltlichen, politisch korrekten und stark ideologisierten Sexlehren, die gerade Mode sind. Es steht indessen noch viel Arbeit an, auch bei Agnostikern und Atheisten, bis wir uns von der sogenannten

---

[4]http://www.livinglove.com/.

jüdisch-christlichen-muslimischen Körperverachtung befreit haben. „Sogenannt"
jüdisch-christlich, denn die Körperverachtung war ein Kennzeichen des Platonis-
mus und wurde durch das griechische Erbe in unsere Kultur hineingetragen und
vom Islam übernommen und verstärkt. Die Bibeltexte pflegen mehrheitlich ein
positives Körperverhältnis.

In ihrem Sexualratgeber *Tantric Orgasm for Women* diskutiert die Autorin und
Sexualtherapeutin Diana Richardson[5] Stellungnahmen und Fragen von homosexuellen Teilnehmerinnen bezüglich ihrer Sichtweise der „tantrischen" Sexualität,
die seit 2012 *Slow Sex* heißt: Können dieser Slow Sex und die damit verbundene
Polaritätssuche denn auch von Homosexuellen gelernt werden? Man spürt
Richardsons Zurückhaltung, eine politische Unkorrektheit auszuplaudern.
Schließlich rückt sie dann aber doch mit der Sprache heraus: „I remind you now
that our basic inner set-up is bisexual. This is indeed the very foundation of tantra. Each one of us contains male and female poles, which makes each individual
essentially auto-ecstatic. It seems rather obvious, then, that there has always been
and will always bee a variety of sexual expressions among human beings. In the
homosexual connection, the inherent potential of the sexual situation is limited,
first because reproduction is not possible, and second because of he lack of align-
ment in polarity." Im nächsten Satz wird dieses möglicherweise homosexuell-kri-
tische Statement, das eigentlich jedem Kind einleuchtet, wieder abgeschwächt, ja
zurückgenommen: „But I am certain that the ultimate potential of the individual
is not affected, because ultimately the source of orgasmic states lies within each
person; it is an inner celebration of the male and female elements. So it becomes
more a question of how we get there, how we awaken our inner ecstatic potential.
In homosexuality and heterosexuality the routes are similar and the same time
diverse."[6] Gleich und doch nicht gleich: wie schön!

Im Kap. 4 werden wir untersuchen, inwiefern diese viel gerügte Körperverachtung in unserer sogenannten „aufgeklärten" Gesellschaft trotz, ja wegen der
modernen Medizin immer noch gegenwärtig ist und sogar dominiert. Und es ist
nicht die feministisch korrekte Pornographie von poryes.de, die uns von dieser
Körperverachtung befreit, sondern ein ganz anderer Zugang zur Sexualität. Am
Ende der Untersuchung werden wir auf Richardsons These zurückkommen:
Homosexuelle Sexualpraktiken seien angesichts der fehlenden Polarität männ-
lich-weiblich sowie der fehlenden Fruchtbarkeitsmöglichkeit spirituell zweitrangig, jedoch vom ekstatischen Potenzial her, wenn das weibliche und männliche

---

[5]Richardson, D. (2004). *Tantric Orgasm for Women*. Rochester. Vermont: Destiny Books.
[6]Ebenda, S. 187.

Element sich im Inneren feiern, für jedes Individuum, gleichgültig ob homosexuell oder heterosexuell, gleichrangig.

Post Skriptum: Am 20. April 2011 erreicht mich in letzter Minute eine Information, gezeichnet durch PLANeS, die Schweizer Stiftung für die sexuelle und reproduktive Gesundheit, planes.ch. Planes macht mich auf einen UMSA-Text aufmerksam (die UMSA-Gesundheitsstelle hatte ebenfalls meinen Besuch verweigert). Er stammt aus dem Jahre 2002 (sic!) und berichtet über die Pornographie Folgendes:

Pornographie im Internet

„Zwischen 16 und 20 Jahren wurden 30 % der Mädchen und 58 % der Jungs mit der Pornographie konfrontiert, ohne diese gesucht zu haben:

Welches sind die Auswirkungen der Pornographie auf die Einstellungen und die Verhaltensweisen der Jugend?" Ein großes Fragezeichen ist die Antwort!

Seit 2002 hat sich bei Planes nichts Wesentliches getan: Die UMSA-Stelle hat zwar 2011 eine in der Tagespresse hochgejubelte Studie in dieser Hinsicht veröffentlicht, doch niemand hat gemerkt, dass die Daten ebenfalls aus dem Jahre 2002 stammen und die Staatsbürger auf gut Deutsch verarscht werden![7] Wie peinlich für diese Gesundheitsstelle, die immer noch im Fragezeichen verheddert ist.

---

[7]Marie-Thérèse Luder, Isabelle Pittet, André Berchtold, Christine Akré, Pierre-André Michaud, Joan-Carles Suris, (2011). Associations Between Online Pornography and Sexual Behaviour Among Adolescents: Myth or Reality. *Arch Sex Behavior.* 40, 1027–1035. S. 1033: „ … our data were collected in 2002 … ". Youporn und Smartphones gab es damals noch nicht! Die Presse schreibt darüber einen sehr löblichen Artikel über diese Gesundheitsstelle: „Le porno influence très peu les ados" (Der Porno beeinflusst die Jugend kaum), *Le Matin* 23. Oktober 2011. Bei genauerem Hinsehen dieser Lausanner Studie wurde vornehmlich untersucht, *ob das Pornoverhalten zu vermehrten gesundheitlichen Risiken führe.* Ich habe in den letzten 15 Jahren nie einen Zeitungsartikel in der Westschweiz zu Gesicht bekommen, in dem je eines der Gesundheitsämter offen kritisiert worden wäre. Diese pflegen hierzulande – ich vermute auch in anderen Ländern – den Status der Unfehlbarkeit und der Immunität.

3.4   Exkurs zur Porno- und Sexsucht: Zusatz von 2015

Seit der Affäre, die der französische Spitzenpolitiker Dominique Strauss-Kahn infolge eines sexuellen Übergriffs am 14. Mai 2011 auf ein Zimmermädchen in einem New-Yorker Luxushotel entfacht hatte, entstand urplötzlich ein neues öffentliches Bewusstsein für eine schon immer da gewesene Krankheit: die Sexsucht. Die ehemals als Frauenhelden berühmt berüchtigten Casanovas, Bill Clintons, Mick Jaggers und wie sie alle noch heißen, all die Schürzenjäger sowie die mannstollen Frauen, die sich mit ihren Eroberungen brüsten, sind oder waren im Grunde genommen sexsüchtig, also schlicht krank. Das schon oben zitierte Buch *Die Sexsüchtigen: Wenn Sex zur harten Droge wird (Les sex addicts: quand le sexe devient une drogue dure)*[8] lässt Betroffene zu Wort kommen und deren erschreckende Traumata aufrollen. Aber nicht nur Spitzenpolitiker und Popstars erliegen der Versuchung einer Sucht, unter anderem eben der Sexsucht. Immer mehr Männer, Frauen und Jugendliche sind durch das niedrigschwellige Pornokonsumangebot, das über Werbeangebote unmittelbar auf Prostituierte verweist oder Gelegenheitssex vermittelt, ganz besonders dieser Versuchung ausgesetzt. Die Tageszeitungen berichten mittlerweile, dass 16-jährige Jungs – also Kinder – mit zu viel Taschengeld nach dem Pornokonsum eine *Escort* aufsuchen. Daneben sind Homosexuelle mit regem Partnerwechsel davon betroffen. Die gesellschaftliche Anerkennung der homosexuellen Sexualpraktiken hat das Sexualleben der Homosexuellen nicht unbedingt vereinfacht oder befreit! Die alte Weisheit „weniger ist mehr" oder die verpönte Keuschheit würde auch bei homosexuellen Sexualproblemen einen Behandlungsansatz bieten. Ebenso trifft die Diagnose des evangelikalen Pastors zu: Ein Mangel an Anerkennung, eine wiederkehrende Frustration oder spezifische Ängste oder Depressionen usw. lassen sich durch Pornosucht zuschütten, aushalten.

    Wie bei allen anderen Suchtverhalten auch, benötigt der Sexsüchtige immer einen neuen Kick bzw. Schlüsselreiz pro Tag, bis sein ganzes Lustsystem zusammenbricht und die Lust nicht mehr gesteigert werden kann, der Schlüsselreiz ausgespielt hat. Die Suchtspirale versucht dann nur mehr auf die denkbar skurrilsten Weisen, die höllischen Entzugserscheinungen zu übertünchen, was aber in Teufels Küche führt. Die Pornosucht kann mit oder ohne Sexualpartner, dank Prostituierten und Internetsexbörsen, ihren Lauf nehmen. Sie lässt sich am Arbeitsplatz und auch vor dem Lebenspartner sehr gut verstecken. Angesichts dessen, was in

---

[8]Sandis, F. (2012). *Les sex addicts, quand le sexe devient une drogue dure*. Paris: Hors Collection.

diesem Buch an verschiedenen Facetten und Auswüchsen der Sexsucht zutage kommt, muss sich die primäre Pornographieprävention umbesinnen. Wie pornosuchtanfällig die Jugend zurzeit ist, weiß ich angesichts meiner Gespräche mit jungen Männern zu bestätigen. Es kommt hier neben all den längst bekannten Suchtpotenzialen eine erzieherische Bombe auf uns zu. Zumal, wie in diesem Kap. 3 gezeigt wurde, eine Pornographiesucht in jungen Jahren vermehrt in eine spätere Sexsucht ausartet. Hält man sich einmal vor Augen, wie stark der übermäßige Alkoholmissbrauch unter Jugendlichen zunimmt, so sind neue Ansätzen dringend gefragt. Vielleicht ist einer der Gründe der, dass sie ihren suchtartigen Pornodurst im Alkohol löschen möchten. Das Unterbewusstsein sagt: „Besoffen kriege ich keinen mehr hoch, reiße ich mich vom Porno los!"

Literatur

Comby, G. (2011). *Le porno influence très peu les ados*. Le Matin (23. Oktober) https://www.profa.ch/multimedia/docs/2012/12/PornoAdos.pdf. Zugegriffen: 10. Apr. 2016.

Koutaissoff, D., Ischy, F., So-Barazetti, B., Meystre-Agustoni, G., Dubois-Arber, F. (2009). *Rapport d'évaluation des prestations du service d'éducation sexuelle de Profa en milieu scolaire*. Lausanne: Raisons de santé. http://www.iumsp.ch/Publications/pdf/rds146_fr.pdf. Zugegriffen: 10. Apr. 2016.

Luder, M.-T., Pittet, I., Berchtold, A., Akré, C., Michaud, P.-A., & Suris, J.-C. (2011). Associations between online pornography and sexual behaviour among adolescents: Myth or reality. *Arch Sex Behavior, 40*, 1027–1035.

Richardson, D. (2004). *Tantric orgasm for women*. Rochester: Destiny Books.

Sandis, F. (2012). *Les sex addicts, quand le sexe devient une drogue dure*. Paris: Hors Collection.

Neuansatz: Was ist Aufklärung?

4

Zusammenfassung

Wir werden eine anspruchsvolle Arbeitshypothese als Alternativmodell der
Sexualaufklärung entfalten hinsichtlich der zu verbreitenden Sexualinhalte,
um zu einer effizienteren primären Prävention in Sachen Pornographie zu
gelangen. Vorab muss eine historisch orientierte, auch begriffliche Lageana-
lyse erarbeitet werden, damit das neue Aufklärungsparadigma verständlich
gemacht werden kann. Die immer größer gewordene Kluft zwischen dem Zyklusgeschehen (und der damit verknüpften Fruchtbarkeit) und der auf Lust ausgerichteten Sexualität wird dabei überwunden.

4.1 Wie soll der Diskurs über die Sexualpraktiken aussehen?

Im Deutschen existieren treffliche Begriffe, die hier weiterhelfen: Der Sprachgebrauch unterscheidet zwischen Sexual*aufklärung,* Sexual*erziehung* und Sexual*pädagogik.*[1] Ein sehr schönes Beispiel der Sexual*erziehung* liefert das Buch von
Veluire et Siguret, (zu Deutsch): *Jugend und Sexualität, 101 Fragen für Mütter,*
das wir oben kurz besprochen haben[2]: Dieses Handbuch bietet den Eltern einen
wertvollen Beistand für ihre eigenen, nicht immer gerade vorbildlichen

---

[1]*Manual Sex we can,* S. 11, schlägt die selbe Unterscheidung vor, setzt allerdings andere
Schwerpunkte. sexwecan.at.
[2]Veluire, M., Siguret, C. (2009). *Les adolescents et la sexualité, 101 questions de mères.*
Paris: Robert Laffont.

© Springer Fachmedien Wiesbaden 2017   53
H. Wettstein, *Sexualaufklärung und Herausforderung Pornographie,*
DOI 10.1007/978-3-658-13241-5_4

Verhaltensweisen sowie die ihrer Kinder.[3] Es hilft der innerfamiliären Sexualerziehung auf den Sprung, die sich direkt an die Eltern richtet, insbesondere an die Mütter, um besser für die Fragen ihrer Kinder, vor allem der Mädchen, gewappnet zu sein. Als weiteres Beispiel muss anerkannt werden, dass die hier mehrfach schon gerügte Profa auf ihrer Homepage profa.ch immerhin in diese Richtung sehr nützliche Informationen verbreitet. Die eigentliche Sexualerziehung sollte wieder vornehmlich im Elternhaus und nicht erst in der Schule beginnen. Es muss zugegeben werden, dass die Sexualerziehung angesichts der endemischen elterlichen Beziehungsprobleme und deren oftmals chaotischer Kinderstube vielfach bruchstückhaft und unvollständig ist und deshalb auch für die eigenen Kinder sehr lückenhaft bleibt, zumal die Eltern vielfach einen Hang zeigen, dieses Thema auf die Schule abzuwälzen. Umso erfreulicher ist es deshalb, wenn die Jugendliteratur den Eltern Hand bietet. Ich denke hier an die eingangs erwähnten Comics *Lili wird im Internet überrumpelt (Lili se fait piéger sur Internet)* oder *Max denkt nur noch an seinen Penis (Max ne pense qu'au zizi)*.[4] Diese Comics erleichtern den Eltern den Einstieg in die Sexualerziehung. Sie lernen dabei, was ihre Kinder besonders beschäftigt, und sie erfahren zudem, wie sie als Eltern gefühlsmäßig reagieren und sich dementsprechend verhalten sollen. Dann gibt es in z. B. Amerika Programme für Eltern mit pornobeladenen Kindern wie curethecraving.com.

Die Sexual*aufklärung* ihrerseits handelt von der Sexualität in einem ganz anderen Sinne. Es geht dort vornehmlich darum, dass die Jugendlichen wissenschaftlich korrekte Aussagen über die Sexualität und das Zyklusgeschehen bekommen. So wird z. B. in sexwecan.at die Klitorisgröße und – form beschrieben: Die Klitoris führt neben der Scheide entlang bis in die Beckenbodenmuskulatur hinab und beschränkt sich nicht auf ein Paar sichtbare Millimeter. Die Beschreibung über diese Verwurzelung der Klitoris ist Sexualaufklärung im Klartext. Sexualaufklärung will mit alten Vorurteilen aufräumen und soll der Person eine Hilfe beim Verständnis der Lebenszusammenhänge, beim Erschließen ihrer

---

[3]Ebenda. Der Leser stößt dort auf sehr ungemütliche Fragen wie: „Meine Tochter provoziert meinen Freund. Wie kann ich sie auf ihre Tochterrolle zurückverweisen?" oder „Ich habe mehrere Liebhaber. Muss ich das ganz offen meiner Tochter, meinen Sohn, sagen?" usw. neben den üblicheren Fragen wie „Wie muss ich den Schwangerschaftsabbruch meiner Tochter zulassen und psychologisch verkraften?"

[4]Bloch, S. und de Saint Mars, D. (2006) *Lili se fait piéger sur Internet.* Coppet VD: Calligram, Nr. 75, aber auch *Max et Lili veulent tout savoir sur les bébés* (Max und Lili wollen alles übers Kinderkriegen wissen), Nr. 50. Am Ende dieser Comics befinden sich jeweils ein ganzer Maßnahmenkatalog, Checklisten sowie Merkblätter.

Erfahrungshorizonte dienlich sein. Der Jugendliche findet solche Informationen gewöhnlich in Jugendjournalen, in Jugendschriften, auf bravo.de oder, was den Frauenzyklus anlangt, in Elisabeth Raith-Paulas ganz vorbildlichem *Was ist los in meinem Körper?*[5]

Wir Westschweizer sind sehr stolz auf den Comic-Zeichner Zep. Ich muss mich allerdings über seinen Comic *Guide du zizi sexuel*[6] *(Was du über deine Sexualität wissen musst)* beschweren. Darin wird die Eizelle als dicke, aufgeplusterte Matrone dargestellt und die Samenzellen als freche, flinke Jungs, die Wettlauf spielen. Von Samenzellen mit weiblichen Gameten hat Zepp, der Autor, offensichtlich, und die Profa, welche diese Schrift unterstützt und massiv verteilt hat, noch nichts gehört. Diese Aufklärungsschrift erhielt zudem in der Pariser Presse großes Lob, doch niemand hat auf diese krasse Fehlinformation hingewiesen. Es findet einmal mehr eine Fehlaufklärung im großen Stil statt. Besonders verheerend sind somit die als Sexualaufklärung daherkommenden Fehlaussagen über das weibliche Zyklusgeschehen, die sich über die Jahrzehnte in den Gehirnen besonders tief verankert haben.

Ein anderes, sehr peinliches Negativbeispiel trifft man auf dem von profa.ch angegliederten Site ciao.ch. Eigentlich wäre dieses Portal die ideale Gelegenheit, um der Jugend brauchbare wissenschaftliche Erkenntnisse zu vermitteln. Doch in puncto Frauenzyklus werden lauter Vorurteile zementiert. Etwa heißt es da: „Die Frau kann an jedem Zyklustag schwanger werden." Diese Aussage stimmt so nicht: Nur bei einer Zwischenblutung könnte allenfalls ein Eisprung stattfinden, nicht aber bei einer echten Monatsblutung. Diesen Unterschied wollen die Ärzte, wird der Jugend bzw. den Frauen durch die schulische Sexualaufklärung unterschlagen. Es herrscht nach wie vor die Diktatur der Angst. Dieser Unterschied wird, um etwas vorzugreifen, jedoch durch eine klassische Zyklusbeobachtung sehr leicht identifizierbar.

Auch das Lebenselixier der Spermien, der Zervikalschleim, existiert dort nicht. Auf dem Deutschschweizer ciao.ch-Portal wird wenigstens eine rudimentäre Erklärung über die symptothermale Methode aufgeführt, nicht jedoch auf dem Westschweizer! Eine ähnliche Misere treffen wir im Biologieunterricht, der laut Lehrprogramm die biologischen Zusammenhänge des Frauenzyklus erklären sollte. Man glaubt sich zurückversetzt in eine Art düsteres Mittelalter, das auf das Aufklärungsjahrhundert wartet. Im klassischen Biologielehrbuch *Linder*[7], mit

---

[5]Raint-Paula, E. (2006). *Was ist los in meinen Körper?* Zürich: Pattloch.

[6]Zep (2011). *Le zizi sexuel.* Nyon: Glénat.

[7]Bayrhuber, H., Kull, U. (2005). *Linder.* Braunschweig: Schrödel, S. 303.

dem auch in der Schweiz Generationen unterrichtet wurden, wird wohl kurz etwas über den Temperaturanstieg und die Hormonveränderungen gezeigt und gesagt. Doch haben die Ausführungen zum Frauenzyklus dort zum Ziele, den Schülerinnen die verschiedenen Pillenwirkungen auf den Hormonhaushalt darzulegen. Die Schüler müssen primär lernen, wie die Pille den natürlichen Ablauf lahmlegt. Dass der Zyklus auch beobachtet werden kann, kommt den Autoren nicht in den Sinn, will ihnen nicht in den Sinn kommen. Auch hier wieder erschreckend die staatlich geschützte Biomacht der Pharma, welche Scheinwissen durchdrückt, um durch Angstmacherei ihre Ideologien (und ihre Märkte) abzusichern.

Zu einer ehrlichen Sexual*aufklärung* gehört neben dem Frauenzyklus die zutreffende Beschreibung des Orgasmus*reflexes* (fälschlicherweise als Orgasmus bezeichnet), gehört eine ehrliche Aussage über die Prostatamassage usw., für die sich die Literatur zu interessieren beginnt. Wie sind solche Wissensinhalte in die schulische Sexualaufklärung einzubetten, welche Sprache ist dazu geeignet? Einerseits soll sich dieser Diskurs auf wissenschaftliche Ergebnisse abstützen, andererseits soll er die Wissensinhalte nicht aus „didaktischen oder pädagogischen" Gründen auf ein paar oft falsche, unvollständige biologische Erklärungen verstümmeln. Angesichts dieser eklatanten Entstellungen ist es nicht verwunderlich, dass sich die Jungs die meist – grundfalsche – Sexualaufklärung im Porno suchen. Diese Suche nach echter Aufklärung nimmt auf Pornoclips zurzeit massiv zu. Weshalb schalten unsere Gesundheitsbehörden nicht wie in England und Amerika in diesen Pornoportalen im Abschnitt *Instructional* ihre Aufklärungsclips auf?

Der Begriff „Aufklärung" hat eine ehrenwerte Geschichte. Er wurde sogar durch Kant in seinem Aufsatz *Was ist Aufklärung* definiert: „Aufklärung ist der Ausgang des Menschen aus seiner selbstverschuldeten Unmündigkeit."[8] Es herrscht heute die Meinung, die Jugend wisse alles in Sachen Sex. Sie bräuchten deshalb keine Sexualaufklärung mehr, der Porno würde ihnen aus ihrer „selbstverschuldeten" bzw. jugendbedingten Unmündigkeit heraushelfen. Ein verheerendes Fehlurteil von Erwachsenen, die den Kopf in den Sand stecken! „Selbstverschuldet" und demnach unaufgeklärt sind die Erwachsenen, die nicht wissen, wie sie mit der Jugend über Sex reden sollen. Diesbezüglich werden nachfolgende Ausführungen echte Aufklärung schaffen.

---

[8]Kant, I. (1912). Antwort auf die Frage „Was ist Aufklärung?", in: Kant. Berlin: Akademieausgabe, Band VII, S. 33–42.

Die Jugend hat ein Anrecht auf eine unverfälschte und umsetzbare Sexualaufklärung. Auch profa.ch anerkennt diese Grundanforderung an jede Sexualaufklärung. Es heißt dort: „Eine explizite Aufklärung stützt sich auf wissenschaftliche Erkenntnisse und anerkannte professionelle Kompetenzen."[9] Diese Art der Aufklärung spielt der Jugend Mittel und Wege in die Hand, die eigenen, aber selbstverantworteten Experimente bewusst zu erleben. Das Experimentieren liegt im Wesen einer jeden echten Aufklärung.

Eine ausufernde Sexliteratur gibt vor, wissenschaftliche Erkenntnisse über die Sexualität zu vermitteln. In Tat und Wahrheit stachelt sie jedoch nur die Lüsternheit im Gehirn an, um sich besser zu verkaufen. Es wäre ein dringendes Anliegen, diese Überfülle an Sexratgebern zu entlarven, die hauptsächlich an der „Aufgeilwirkung" interessiert sind, indem sie Tabubereiche brechen oder „ultimative Sexexperimente" vorgaukeln. Wir können hier nicht in dieses Gewirr eintauchen.[10]

Die Sexual*pädagogik* wird im Klassenzimmer vermittelt, im Gruppenverband also. Sie muss deshalb die Grundregeln der Pädagogik einbeziehen und sich mit dem erforderlichen didaktischen Rüstzeug ausstatten, wie das beispielhaft im deutschen *Let's talk about Porno* in Erscheinung tritt. Diesbezüglich entsteht ein Problem: Gemäß österreichischem Manual soll die Sexualpädagogik *nicht* zum Experimentieren anstacheln: „Sexualpädagogik soll keine Anleitung und Aufforderung zu sexuellen Handlungen bedeuten, sondern eine emotionale Auseinandersetzung in Verbindung mit Wissensvermittlung liefern."[11] Im Klartext: Das Lernen im Umgang mit den Emotionen steht im Vordergrund und nicht die Erprobung von Wissensinhalten. Wir können dieser Meinung nicht uneingeschränkt beipflichten: Sobald sich das übermittelte Wissen auf wissenschaftlich gefestigte Aussagen bezieht, schlittert der (österreichische) Pädagoge in eine unauflösbare Antinomie. Als Berichterstatter von wissenschaftlichen Inhalten über die Sexualität darf er, wie oben nahegelegt, die Intimsphäre nicht verletzen. Sein Diskurs muss ganz auf der wissenschaftlichen und objektivierbaren Ebenen verharren. Als Pädagoge hingegen kommt er nicht darum herum, emotional in die Privatsphäre vorzustoßen, um die Aufmerksamkeit der Schüler zu wecken. Damit hat er streng genommen nicht das Recht, dieses Wissen als völlig neutrales Gebilde zu verbreiten. Dieses Wissen bringt es wie bei jeder wissenschaftlichen Offenbarung mit sich, Neugierde zu wecken. Es will erprobt werden. Ein gewisses Experimentieren wird

---

[9]„Education sexuelle – Quels contenus?", pdf. auf profa.org.

[10]Wir haben schon 2012 im: *Den Geheimcode des Körpers kennen*. Berlin: Frieling, eine Alternative ausgearbeitet.

[11]http://www.lmz-bw.de/broschuere-lets-talk-about-porno.html, S. 29.

man dem Schüler gewiss nicht vorenthalten können und wollen. Gibt es einen Weg
aus dieser pädagogischen Antinomie – abgesehen davon, dass der Lehrer die wissenschaftliche Ebene auf eine derartige Abstraktionsebene hinaufschraubt, wie das
zurzeit geschieht, auf der die Schüler keine Anwendung mehr finden können? Statt
z. B. den Begriff des Höhepunktstages der symptothermalen Methode zu erklären,
den jedes Mädchen an sich beobachten soll, verliert sich der Biologielehrer über
Wochen in Dutzenden von Geschlechtshormonen.

Die Sexualpädagogik hat der Sexualaufklärung häufig vorgeworfen, die emotionale Seite zu vernachlässigen. Das trifft tatsächlich zu. Da doziert der Biologielehrer intensiv über die natürlichen Hormone des weiblichen Zyklus und
übersieht völlig, dass mehr als die Hälfte der Klasse schon unter künstlichen Hormonen steht. Wir werfen der gegenwärtigen Sexualpädagogik hierzulande wie
anderswo vor, die Erkenntnisse der Wissenschaft zu entstellen, zu verklausulieren
oder die falschen Inhalte auszuwählen, um sich zuletzt, der Arglist der Biomacht
gehorchend, ohne sich dessen bewusst zu sein, Väterchen Pharma zu unterwerfen,
die mit Angstbotschaften ihre Pillen verkaufen. Die eigentliche Schwierigkeit der
Sexualpädagogik liegt darin, dass sie wissenschaftliche Inhalte didaktisch richtig
umsetzen und dabei emotional adäquat einbetten muss, ohne in das verschrobene
Mittelalter des *Zizi sexuel* (Sie erinnern sich: die Eizellenmatrone und die nur
männlichen Samenzellen) oder des Portals ciao.ch (französische Version) zurück-
zufallen. Wo man der Jugend verspricht, „in drei Tagen" auf deren Fragen zu antworten, vorausgesetzt natürlich, die Frage sei kein Störfaktor für die sich
abschottende Staatsideologie.[12]

Unsere alternative Sexualaufklärung ist ein Versuch, diese sexualpädagogische
Spannung zu überwinden. Dabei wird vorweggenommen, dass die jeweiligen

---

[12]Der Ausdruck „Zervikalschleim" steht immer noch nicht (2012) auf dieser Homepage
und ich habe nie eine Antwort auf meine Fragen bekommen, als ich *Den Geheimcode des
Körpers kennen* schrieb. Der Internaut findet dort lediglich ein paar unverbindliche Aussagen über den „weißlichen Ausfluss": „Der weißliche Ausfluss ist normal und hat eine nützliche Funktion: Er soll alles, was in der Scheide nicht notwendig ist, herausfließen lassen.
Die Scheide ‚arbeitet' stets daran, ein gesundes und sauberes Gleichgewicht zu finden, um
sich vor möglichen Infektionen zu schützen. Der weißliche Ausfluss ist ein Zeichen dafür,
dass der Körper normal funktioniert." Und das soll Sexualaufklärung im 21. Jahrhundert
sein! Dieser Begriff „Weißfluss" sollte zudem vom Zervikalschleim gesondert aufgeführt
werden, ansonsten bekommt das Mädchen den Eindruck, dass sich ihr Körper ständig von
Unreinheiten säubern muss! Die abendländische Körperverachtung lässt grüßen. Diese
Information führt auch dazu, dass sich das Mädchen nicht veranlasst sieht, diesen „reinigenden" Ausfluss systematisch und wissenschaftlich zu beobachten, um darauf aufbauend
später allenfalls eine ökologische Verhütung zu praktizieren!

Handlungsanleitungen ausgeglichen werden müssen über eine Erziehung hin zur Verantwortung für den eigenen Körper, für den Körper des Partners, also auch für die Vorteile des Zuwartens, das man sich bewusst wird, dass die kommunikativen und emotionalen Kompetenzen ständig zu verbessern sind. Übrigens werden die letzteren Punkte von der gegenwärtigen Sexualpädagogik durchaus anerkannt, auch von profa.ch! Es ist entscheidend, hier auf diese Übereinstimmung hinzuweisen, um zu verstehen, dass unsere nachfolgende Hypothese nicht auf einer einsamen Insel entstanden ist, sondern auf einem sozialen Konsens aufbaut. Wir behaupten, dass unsere Alternative die Anforderungen an eine verbesserte zwischengeschlechtliche Kommunikation sowie das Zuwartenkönnen durch mehr Selbstkenntnisse genügend in Rechnung zieht.

Hinsichtlich der Pornographie, um auf das Thema zurückzukommen, stehen wir Sexualpädagogen in der Zwickmühle: Im Rahmen eines jeglichen Schulbetriebs ist das gemeinsame Ansehen von pornografischem Material undenkbar. Nicht allein deshalb, weil diese Clips unter 18 bzw. in der Schweiz und in Österreich unter 16 Jahren verboten sind, sondern vielmehr, weil sie das Schamgefühl der Schüler missachten, auch wenn diese ihr Einverständnis dazu abgegeben hätten, sich einer Übung zu unterziehen, bei der der „gute" Porno vom „schlechten", frauenfeindlichen feinsäuberlich getrennt würde. Wo wäre bei diesem Ansatz die Grenze zwischen gut und schlecht? Diese Frage steht nach wie vor im Raum, zumal das deutsche Manual rundweg behauptet „Es gibt keine richtige oder falsche Beurteilung eines Pornos" und diese Frage unbeantwortet stehen lässt.[13] Wenn nun aber jegliche Art der Pornobeurteilung gleichwertig ist, dann wird es nicht mehr möglich, Werturteile zu fällen, und die Pornographiegesetze wären gleich außer Kraft zu setzen! Im Widerspruch zu dieser Scheinneutralität lädt das Lernprojekt 6 die Jugendlichen über 18 dazu ein, über die adäquate Pornodefinition nachzudenken: Der „schlechte" Porno ist ganz deutlich sexistisch und frauenfeindlich, der „gute" wäre es nicht. Um hier diskussionswürde Antworten zu bekommen, müssten verschiedene Sexualforscher und -pädagogen sich zuvor zum Thema geäußert haben, freilich auch die homosexuellen! Soweit sind wir aber heute nicht. Dennoch wird diese Meinung vergleichende Methodik durchaus in anderen Gebieten angewendet, z. B. in der Kunstgeschichte oder bei Musikinterpretationen. In der Pornographie existiert noch keine derartige „Kultur". Außer den über Facebook populär gewordenen *Likes* und außer einigen oft schon veralteten und für die Jugend völlig belanglosen wissenschaftlichen Studien, fehlt ein

---

[13]S. 13, *Let's Talk About Porno,* ebenda.

solcher gesellschaftlicher Konsens. Gerade in dieser Hinsicht entwaffnet uns die Pornographie einmal mehr: Sie erobert ihre Märkte in einem bislang im öffentlichen und wissenschaftlichen Diskurs unerschlossenen Raum, also in einer Dunkelkammer. Bislang schämen sich die Wissenschaftler, auch die Gendertheoretikerinnen, dem Porno auf den Zahn zu fühlen! Jede Person wird heutzutage auf sich selbst zurückgeworfen. Ein oder zwei Gespräche mit einem sogenannten Experten erlauben es nicht, eine verbindliche Konsensebene zu schaffen. Denn was sie und er gesehen haben, ist gewiss nicht das Gleiche und findet deshalb auch keinen gemeinsamen Nenner. Der erste Männerdelegierte in der Schweiz, Markus Theunert, der Anfang Juli 2012 Beauftragter für Männerfragen im Kanton Zürich wurde, musste am 23. 2012 seinen Platz schon wieder räumen, als die Medien auf seiner Homepage männer.ch entdeckten, dass er das Ansehen von Pornomaterial in der Schule bei unter 16-Jährigen aus erzieherischen Zwecken für sinnvoll erachtete.[14] Wie gesagt, es müssten sich zunächst Erwachsene wie Theunert, die sich, so nehme ich an, mit Youporn etc. gründlich auseinandergesetzt haben, unter sich einen Konsens finden und ihre Pornographie-Kriterien danach öffentlich bekannt geben und zur Diskussion stellen.

In Hinsicht auf die sogenannten „weichen Drogen" herrscht ein gewisser Konsens im Sinne von: „Ein wenig ist zulässig, vielleicht sogar gut (z. B. im Rahmen einer palliativen Schmerzbekämpfung am Lebensende!), zu viel ist eindeutig gesundheitsschädigend." Haschisch Rauchende müssen seit Kurzem in der Schweiz mit einer Geldbuße, also ähnlich wie bei einer Geschwindigkeitsüberschreitung, rechnen. Doch eine solche Maxime passt nicht auf den Pornographiekonsum. Auch die Warnung, „nie damit anzufangen", erfasst das Pornophänomen nicht, das sich dem Auge des Kindes und des Jugendlichen aufdrängt, ohne dass damit eine besondere Konsumanstrengung verbunden wäre. Das einzige plausible Ergebnis, das wir aus der pädagogischen Forschung (vgl. Kap. 2) entnehmen können, lautet: Die Kinder sollen so lange wie möglich von diesen Bildern ferngehalten werden, um möglichst wenig Sexsuchtpotenzial für spätere Jahre aufzubauen.

---

[14]„männer.ch fordert, im Rahmen der vorliegenden (Schweizer) Straf-Gesetzbuch-Revision, den Art. 197 dahingehend zu lockern (oder die Auslegung des geltenden Rechts ggf. dahingehend zu klären), dass Eltern und geschulte Fachleute sich nicht strafbar machen, wenn sie mit klarem pädagogischem Ziel innerhalb eines sorgfältig gewählten und klar definierten Settings pornografische Darbietungen unter 16-Jährigen zugänglich machen. Dabei muss in jedem Fall das Selbstbestimmungsrecht der Kinder und Jugendlichen gewahrt werden, so dass sie nicht wider ihren Willen mit pornografischem Material konfrontiert werden." Theunert ist gleichzeitig der Verantwortliche von männer.ch.

Vorangegangene Überlegungen mögen einige Gründe aufgezeigt haben, die auf die intrinsische Schwäche der Primärprävention hinweisen. Wir, die Erwachsenen, können uns wirklich nicht auf den Konsens einer Pornoclip-Auswahl berufen und bestimmen, was dabei besonders interessant und bereichernd wäre, um eine „erfüllende" Sexualität zu erlernen. Wir sind, wenn es darauf ankommt, gezwungen, unsere persönlichen Meinungen und Erfahrungen mit anderen auszutauschen. Das geschieht aber bisher nicht. Diese Arbeit ist ein erster ernsthafter Anstoß dazu. Jetzt wird verständlich, weshalb wir in den deutschen und österreichischen Manualen derart unverbindliche und zaghafte Aussagen finden. Die gegenwärtige schwierige Ausgangslage soll uns jedoch keinesfalls daran hindern, Kriterien auszuarbeiten, aufgrund derer der unverbindliche Sprachgebrauch überwunden werden kann. Wir wollen versuchen, klare und eindeutige Urteile zu erarbeiten. Diese sind insofern notwendig, als wir Erwachsenen die Identifikationsfiguren des Jugendlichen bleiben und ihnen Kohärenz und Wahrhaftigkeit schuldig sind.

Zu dieser Problematik gesellt sich ein zweites Hindernis: Selbst wenn wir Pädagogen im Rahmen eines (bis jetzt nicht existierenden) Konsenses vorgehen könnten, sind wir nach dem Betrachten des Pornomaterials letztlich auf die menschliche Sprache zurückgeworfen, um diese Thematik zu behandeln. Von daher lässt sich verstehen, wie dringend es ist, die richtige Sprache zu schaffen, eine, die nicht provozierend, aber auch nicht ausweichend, weder rechthaberisch noch permissiv ist, eine Sprache also, die in der Intimsphäre wirken soll, aber ohne sie zu verletzen, die Selbstsicherheit und das Zuwartenkönnen vermitteln soll. Diese jeder gesunden Sexualpädagogik zugrunde liegende Anforderung wurde seinerzeit vom Gründer der Waadtländer Profa in den Siebzigerjahren, dem Arzt Charles Bugnon, schon formuliert: Wie lässt sich eine geeignete Sprache finden, ohne die Schüler einzuschläfern, ohne sie zum Kichern zu bringen? Und: Wie können sie lernen, letztlich selber besser über ihre Sexualität zu kommunizieren?

Das Problem mit der adäquaten Sprachfindung fängt schon damit an, dass im Deutschen, Englischen und Französischen mit einer Pornoparodie bzw. Pornosatire auf Google nicht sinngemäß gemeint ist, dass da jemand einen Pornostreifen lächerlich macht, sich durch Humor gesund davon abhebt wie in sexwecan. at, indem er die zur Schau gestellten Sexualstereotypen parodiert. Im Gegenteil. Dieses Wort wird neuerdings auf Google (wo ich mich umsonst beschwert hatte) dazu missbraucht, um eine neue Pornogattung zu schaffen! Wie das? Diese Pornogattung entsteht dadurch, dass ein Pornofilm sich von einem altbekannten Kinorenner inspirieren lässt, bei dem die Hauptfiguren sich wider Erwarten plötzlich als Pornodarsteller outen. Die Parodie soll darin bestehen, die ehrenwerten

Schauspieler in den Pornoschlamm zu ziehen, lächerlich zu machen. Diese sogenannte „Pornoparodie" parodiert den ursprünglichen Film überhaupt nicht, sie
verwandelt den ursprünglichen Filmtitel in ein obszönes Wortspiel, um die Porno-
öde aufzulockern und um damit neue Kundschaft zu gewinnen. Es fehlen zurzeit
ganz deutlich Humorschauspieler, die den Porno, seine innere Leere und Hinter-
hältigkeit, zur Satire machen und dessen Akteure und Settings parodieren. Ein
klarer Auftrag an einen Johann Könich oder Olaf Schubert.

In den Sechzigerjahren konnte der Pädagoge noch ohne weitere Details
schlicht über den Sexualverkehr sprechen. Heute muss er den Analverkehr und
die Fellatio durchnehmen und sich auf das Ausrasten gewisser Schüler gefasst
machen, die ihn mit Ausrufen wie „lutsch mich mal" aus dem Konzept bringen
wollen. Um dieser derzeitigen Verharmlosung entgegenzuwirken, macht es Sinn,
die Schüler einleitend auf die amerikanische Gesetzgebung hinzuweisen, die eine
Fellatio ohne explizites Einverständnis der Frau mit bis zu 25 Jahren Gefängnis
bestraft.

Jede Erkenntnis ist risikobehaftet. Der didaktisch-pädagogische Weg muss
also eine Erkenntnis fördern, die unabhängig davon, dass sie ein Risiko trägt, notwendig für die Entwicklung des Jugendlichen und dessen Kreativität ist. Durch
die Vermittlung einer solchen Erkenntnis soll aber gleichzeitig ein innerer (see-
lischer) Schutz entstehen, eine Öffnung auch gegenüber anderen Verständnis-
weisen, ein kritischer Blick vor dogmatischen Positionen und Ideologien, kurz:
Durch die didaktisch-pädagogische Wissensvermittlung im Sexualbereich entsteht eine verstärkte Autonomie, verbunden aber mit einem erhöhten Verantwort-
lichkeitsgefühl, das zum Zuwarten anregt: Hauptziel einer jeglichen Pädagogik.

Im Porno verwandelt sich die lächerliche bis ekelerregende Wiederholung der
zum Verwechseln ähnlichen Sequenzen zu einem dogmatischen Fast-Food-Ritual,
das, wie unter dem Bildrand des Pornos ersichtlich, millionenfach angeklickt
wurde, weil es in diesem Alles-gleich-jetzt keinerlei Folgen zu übernehmen gilt.
Der Sexualpädagoge, der von diesem Alles-gleich-jetzt auf die Probe gestellt wird,
soll deshalb nicht davor zurückschrecken, eine Art Katharsis, einen reinigenden
oder zumindest klärenden Bewusstseinsprozess in Gang zu bringen: Das Gekicher oder der entwaffnende Schülerwitz vermögen den Dialog nur dann abzutöten,
wenn der Pädagoge nicht gemerkt hat, dass damit eine codierte Botschaft vermittelt wurde: z. B. eine verdeckte Scham oder ein Schuldgefühl, das sich durch das
Gekicher befreien möchte und deshalb die ganze Klasse in Bewegung bringt, oder
im Gegenteil, eine Provokation, die ebenso eine verdeckte Botschaft beinhaltet.

Seltsamerweise wird in all den sonst erstaunlichen Arbeiten zur neueren Sexualpädagogik, die ich durchforstet habe, die Dimension des Schuld- und Schamgefühls kaum erwähnt, sie ist praktisch abwesend. Dabei dürfte bekannt sein, dass

vor allem Jugendliche, die keinen verbindlichen Sozialcode der Erwachsenenwelt anwenden oder sich dagegen auflehnen können wie wir Achtundsechziger, gleich umherstreunenden Hunden in archaische und machoartige Stammesgesetze zurückfallen, die von Ehr- und Schamgefühlen gegenüber den Gleichaltrigen durchtränkt sind. Diese Stammesehrencodes verlangen von den Jungs, dass sie mit Mädchen „viel Erfahrung" haben, gemeint ist, schon mit vielen geschlafen haben oder zumindest diesen Eindruck vermitteln. Ohne eine derartige vorgespielte oder echte Liste muss sich der Junge „ganz schön schämen", ist er ein „Nobody". Derselbe Ehrencode verlangt vom Mädchen jedoch umgekehrt, dass sie sich nicht irgendeinem Jungen hingibt, weil sie sich ansonsten als „Schlampe" in Grund und Boden „schämen muss", und ihr die Verachtung der Gleichaltrigen ins Gesicht schlägt.[15] Es verbleibt die archaische Erwartung an Mädchen, „rein" zu bleiben, an die *Coolness* der Jungs, möglichst keine Emotionen durchblicken zu lassen. Gerade im Internet sind die Mädchen und Frauen, kaum zeigen sie in kindlichem Narzissmus einen Busen oder wackeln mit dem Po, Ziel von erniedrigenden Hetzkampagnen, bei denen die Beschämung zur brutalen Waffe wird.

Simone de Beauvoir und ihre Genossinnen würden sich „im Grabe herumdrehen" ob dem Rückfall der Jugend in diese schreienden Sexrollenstereotypen. Die Biologie im Körper des Jugendlichen will es aber, dass er zur Herausbildung seiner sexuellen Identität während der Pubertät haarscharf wissen muss, was als männlich gilt und was als weiblich. Oben haben wir beim Besprechen von sexwecan.at gesehen, dass die an die männliche und weibliche Fruchtbarkeit gebundenen Archetypen besonders hervorgehoben werden, weil sie für die Persönlichkeitsbildung grundlegend sind. Als Erwachsene müssen wir einsehen, dass diese übertriebenen Sexualarchetypen im Aufklärungsunterricht notwendig sind. Wir sollen also nicht, wie das Mode bei gewissen Genderideologinnen ist, in einen Gleichberechtigungsdiskurs abdriften, der vorgibt, dass weder das Männliche noch das Weibliche an sich existiere und dass die geschlechtliche Polarität nur von der Gesellschaft aufgezwungene Rollenkonstruktionen seien, bei denen die Frauen bzw. Homosexuelle systematisch benachteiligt und unterdrückt würden, und die es zu „dekonstruieren" gelte. Dieser Diskurs kommt in dieser Alterskategorie zu früh, noch schlimmer: Er wird oft als absolute Wahrheit hingestellt – eine hanebüchene Absurdität. Ich warte immer noch darauf, dass mir die Genderspezialistinnen ihre Pornovorstellungen darlegen, und zwar nicht intellektuell

---

[15]Diese Stammesmechanismen werden sehr schön beschrieben von Burges, M. (2003) in seinem meisterhaften Roman über die heutige Jugend *Doing it*, London: Andersen Press limited.

abgehoben, sich in ideologischen Überlegungen abkapselnd, sondern Aussagen entwickeln, die für die Pädagogik umsetzbar würden.

Wäre es sinnvoll, die *No-No-Liste* von Youporn zu diskutieren, um mit den Schülern herauszufinden, ob die Unterscheidung in guten und schlechten Porno einen Sinn macht? Für Schüler, die nur wenige oder gar keine Pornoclips gesehen haben, sind gewisse auf der Liste aufgeführte, also „erlaubte" Sexpraktiken extrem aufwühlend – z. B. das Bukakke – und schockierend, vor allem unter einer gewissen Altersgrenze. Das deutsche Manual verlangt ausdrücklich, dass die „mit Peinlichkeit und Scham verbundene Pornographie" nicht vor 14 Jahren, aber freilich immer ohne Bildmaterial, behandelt werden soll. Bei anderen Sexpraktiken ist die Situation eindeutig: Sie stehen unter Strafe – Pädophilie und Gewaltsex – und sind in der Presse und auch in der Schule ausreichend präsent. Wenigstens ein Thema, bei dem Konsens herrscht. Aber leider sind diese Tagesthemen auch wieder ein Vorwand, um das Problem mit der Pornographie zu übertünchen!

Andere Gesetzesrichtlinien, die verbieten, Nahrungsmittel als Sexualobjekt zu benützen, oder dass sich eine schwangere Frau als Pornodarstellerin zeigt, könnten hingegen Diskussionsgegenstand werden. Es geht um den uneingeschränkten Respekt vor Lebensmitteln und die Würde der schwangeren Frauen. Eine Auswahl der auf der *No-No-Liste* aufgeführten Sexpraktiken von Youporn (Anhang) könnte also durchaus in der Klasse Aufmerksamkeit finden. Im Klartext: Der uralte Witz unter den Jungs, wonach die Nonnen sich über ganze Karotten freuen, aber nicht über geriebene, würde, als Clip dargestellt, unter das amerikanische Pornographiegesetz fallen und auch von der *No-No-Liste* abgelehnt werden, obwohl das Masturbieren mit einer Riesengurke in den Pornoszenen der Siebzigerjahren gang und gäbe war. Interessant ist die Entwicklung hin zu mehr Einschränkungen: Gewisse übliche Pornopraktiken der Siebziger-, Achtziger- und Neunzigerjahre in den USA wurden allmählich illegal und demnach von der *Adult Industry,* die, wie jede Branche, ungern schwarze Schafe sieht, gemieden.

Im Gegensatz zu den im deutschen Manual aufgestellten sprachlichen und weltanschaulichen Neutralitätserklärungen sind wir der Meinung, dass der Pädagoge zu diesen Praktiken selbst Stellung nehmen muss, um eine glaubhafte Primärprävention zu entfalten. Diese Prävention kann ganz unterschiedlich aussehen, je nachdem, ob wir ohne langes Zögern davon ausgehen, dass alles, was man zurzeit sehen kann, „irgendwie" akzeptabel ist, vorausgesetzt, es widerspreche den geltenden Gesetzen nicht, (diese Position finden wir in dem sonst meisterhaft ausgearbeiteten deutschen sowie im österreichischen Manual). Ich nenne diese Position die „scheinheilige", weil sie so viel wie nichts in Bewegung bringt. Wir können auch ganz dezidiert Stellung nehmen und jegliche Form von

Pornographie diskussionslos ablehnen. Das wäre die Position der Evangelikalen, Muslime oder strengen Katholiken. Schließlich können wir gut begründete Abgrenzungen fordern, z. B. „Die Fellatio, die Ejakulation auf den Frauenkörper, der gesundheitlich ohnehin nicht unbedenkliche (regelmäßige) Analverkehr sowie Sexualverkehr mit mehr als einer Person sind in öffentlich zugänglichen Medien, auch im Internet, verboten". Diese Position werden wir im Kommenden vertreten.[16]

Ist dieser Vorschlag nicht grundsätzlich homophob und auch beim heterosexuellen Porno wegen Abgrenzungsschwierigkeiten unrealistisch? Anal- und Oralverkehr sind doch die gängigen Varianten, die Schwulen und Lesben neben der Masturbation anatomisch zur Verfügung stehen und die im Internet auch bei heterosexuellen Paaren gang und gäbe geworden sind? Diese Fragen sind grundsätzlicher Natur. Wir sind darauf in Kap. 3 kurz eingegangen und werden in den Schlussfolgerungen in diesem Kapitel nochmals darauf zurückkommen.

Zurück zur Sexualpädagogik: Wie soll eine Sexualpädagogin reagieren, wenn die Jungen mit Ausdrücken wie „Lutsch mir einen runter" oder „eine echte Frau liebt den Analsex", die vor der Pornoära noch gar nicht existierten, auf die Mädchen losziehen, oder, umgekehrt, wenn die kaum pubertären Mädchen die gleichaltrigen Jungen mir nichts dir nichts mit „ich lutsch dir einen" provozieren und völlig verdattert dastehen lassen? Wie soll der Pädagoge der durch den Porno inspirierten rohen Neomachotendenz entgegenwirken, bei der sämtlicher romantischer Charme, das Geheimnis der Begegnung, wie weggeblasen sind? Es müssten unter den Jugendlichen weitere Feldforschungen wie die kanadische oder jene jüngeren Datums in Deutschland gemacht werden. Solche Studien sind unerlässlich, um nicht an der Jugend vorbeizureden, um sie dort abzuholen, wo sie ist, um einen Dialog entstehen zu lassen und ihr Unwohlbefinden auszuloten. Trotzdem genügen solche Anstrengungen nicht, um der Jugend das begriffliche Rüstzeug zu vermitteln und sie in ihren intimen Einstellungen zu festigen, mit denen sie dem Porno-Tsunami gleichmütig standhalten oder ihn zumindest psychisch verarbeiten können. Genau dieses Ziel verfolgt die Primärprävention.

Es bieten sich hierzu zwei Stoßrichtungen an, die wir nachfolgend entfalten:

---

[16]Ende 2012 wurde im Staate Kalifornien ein Gesetz verabschiedet, welches Pornographie ohne Kondom schlichtweg verbietet. Ich habe nicht den Eindruck gewonnen, dass dieses Gesetz, durch das die Darstellung von Oralsex zum Erliegen käme, von den Produzenten jemals erst genommen worden ist. Die Initiative kam von der dortigen anti AIDS-Liga, aus der Gesundheitsecke also. Ein solches Gesetz weltweit wäre ein harter Schlag gegen die Pornoindustrie insgesamt. http://www.aidshealth.org/#/archives/15130

a) Wie soll vom Körper insgesamt gesprochen werden, nicht nur von dessen Geschlechtlichkeit?

b) Mit welcher ethischen Begründung und welchen konkreten Unterscheidungskriterien können die Sexualpraktiken in gewünschte und unerwünschte (allenfalls auch solche, die durch die heutige Gesellschaft sowie den Mainstreamporno längst akzeptiert sind) unterteilt werden?

4.2   Die gesellschaftliche Blindheit gegenüber einer echten Sexualaufklärung

Die große Schwierigkeit, mit einer echten innovativen Lösung im Bereich der Primärprävention durchzukommen, liegt in einem komplexen Phänomen verborgen, das J. Piaget mit seinen für die Beschreibung der Erkenntniskonflikte geschaffenen Begriffen Gamma, Beta und Alpha schon vor Jahrzehnten beschrieben hat. Sein Experiment mit Kindern ist sehr aufschlussreich: Da stehen zwei gleichförmige und -große, bis zu drei Viertel mit Wasser aufgefüllte Gläser. Gleich daneben auf dem Tisch liegen zwei kleinere, von der Form her identische Zylinder, der eine ist aus Blei, der andere aus Aluminium. Der Forscher befragt nun die 12- bis 14-jährigen Kinder, was passiere, wenn er den einen Zylinder in das eine Glas Wasser, den anderen ins andere Glas tauchen würde. Die Antworten fallen ganz unterschiedlich aus. Für den Fall, dass das Kind antwortet, der Wasserstand würde bei beiden gleich stark ansteigen, hätte das Kind eine Gamma-Kognition unter Beweis gestellt. Es hat den epistemischen Konflikt in sich selbst erkannt und durchschaut, weil es klar zwischen Volumen und Gewicht unterscheiden kann. Ein anderes Kind meint nun, dass der Bleizylinder mehr Wasser verdränge als der aus Aluminium, stellt aber nach dem Experiment fest, dass es sich getäuscht hat und gibt diesen Fehler schließlich zu. Dieses Kind verkörpert eine Beta-Kognition. Sein Erkenntniskonflikt hat zu einer schlüssigen Lösung geführt, weil es bereit war, seinen Irrtum einzugestehen und etwas hinzuzulernen. Ein drittes Kind, das glaubt, dass das Volumen der beiden an sich gleich großen Zylinder aufgrund der Masse trotzdem unterschiedlich ist und nach dem Versuch immer noch steif und fest behauptet, dass der Wasserstand in einem der Gläser mehr gestiegen sei, vermag den Erkenntniskonflikt nicht zu verkraften, es ist nicht lernbereit und verneint deshalb seinen Irrtum. Es verkörpert eine Alpha-Kognition.

Um meine kommende Hypothese zu verstehen, sei hier der geschätzte Leser vorgewarnt: Mit großer Wahrscheinlichkeit wird eine eben nicht nur bei Kindern angetroffene Alpha-Kognitionsreaktion zum Vorschein kommen. Ein Verneinen, ein Wutgefühl oder eine sonstige Blindheit werden ihn vom Lernprozess abbringen, auf den er sich jedoch unbedingt einlassen muss, um meine Argumentation nachzuvollziehen. Ich kann ihn hier nur bitten, die einschlägigen wissenschaftlichen Studien zur Kenntnis zu nehmen, die ich nachfolgend aufbiete, und hoffen, dass er zu verstehen versucht, was in unserer sogenannten „aufgeklärten" Gesellschaft seit der (sogenannten) sexuellen Revolution der Sechzigerjahre in Sachen Aufklärungsunterricht schief gelaufen ist – eine Revolution, die unseren postindustriellen Gesellschaften immer noch bevorsteht.

Im Klartext: Die Alpha-Kognition, die auftritt, sobald ein neues Wissen einen Konflikt mit dem alten Wissen entstehen lässt, dem das Subjekt durch Verneinung oder Geringschätzung ausweicht, ereignet sich längst nicht nur bei Jugendlichen oder Kindern.[17] Sie findet sich endemisch auch in allen wissenschaftlichen Gemeinschaften. Ich möchte hier nur auf den in den Siebzigerjahren von Thomas Kuhn in seinem *Die Struktur der wissenschaftlichen Revolutionen* berühmt gewordenen Begriff des „Paradigmenwechsels" verweisen: Von dessen Phänomen sind nicht nur Wissenschaftler, sind wir alle betroffen. Diese durch „Betriebsblindheit", auch durch normale Anpassungsvorgänge zustande gekommene Lernverweigerung entstammt dem kulturellen Umfeld, in dem ein neues, durchaus richtiges Wissen völlig zu Unrecht zensiert oder gar ignoriert wird. Der Gehirnwissenschaftler Antonio Damasio sieht in seinem *Descartes Irrtum* und *Self comes to Mind* die „somatischen, sozialbedingten Markierer" am Werk, welche das Gehirn der Frauen und Männer während ihrer Sozialisierung dermaßen formatieren, dass trotz aller Offensichtlichkeit ein völlig falsches Verständnis der Phänomene haften bleibt. Ich werde jetzt ein Beispiel vortragen, das sich nicht in der Neurowissenschaft findet. Es stammt aus meiner eigenen Forschungstätigkeit. Beim Leser – er sei vorgewarnt – wird einiger Missmut hochkommen. Damit rechne ich. Doch bitte die „Rollläden" nicht jetzt schon herunterlassen!

Hier mein Erklärungsversuch: Die durch prospektive klinische Studien bestens belegte Aussage „der Frauenzyklus lässt sich ganz genau beobachten und von daher lassen sich die fruchtbaren und unfruchtbaren Tage präzis bestimmen" wird in unserer Gesellschaft schlechterdings verneint, obwohl damit eine wissenschaftliche Aufklärung zustande kommt, die übrigens dem Autor im Jahre 2012 den von der öffentlichen Gesundheit ausgesprochenen Totalausschluss aus dem Öffentlichen Gymnasium eingebrockt hatte. Richtig verstanden: Du zeigst bei uns

---

[17]Diese Begriffe wurden uns in der Vorlesung von Prof. Doudin im Sommersemester 2011 an der PH Lausanne in Erinnerung gerufen. Sie finden nach ihm auch bei älteren Subjekten Verwendung!

in einer Abiturklasse den Mädels über 18 Ende Schuljahr ein freilich anonymes
Zyklusblatt, um sie auf eine zuverlässige natürliche Verhütungsalternative aufmerksam zu machen. Und du wirst danach sofort fristlos entlassen![18]
    Wie reagiert der Durchschnittsleser darauf? Gewiss etwa so: „Der Frauenzyklus
ist sehr umständlich zu beobachten, es braucht unheimlich viel Disziplin und nach
alle dem, was man so weiß, ist die natürliche Verhütung alles andere als sicher: Wäre
das nicht so, so wüsste man das schon lange. Die Jugend sollte von derartigem Irr-
wissen verschont bleiben, das nur wieder ungewollte Schwangerschaften hervor-
bringt. Gehen wir zu Wichtigerem über. Überhaupt, der Frauenzyklus ist kein Thema
und soll schon gar keines werden."
    Mit dieser Aussage stoßen wir mitten ins Vorurteil, obwohl der Springer-Verlag
ein seit 1985 mehrmals verlegtes, erst noch medizinisches Standardwerk zu diesem
Thema 2013 in der 5. Auflage neu herausgegeben hat: *Natürliche Familienplanung
heute.*[19] Diese Vorurteile sind nicht etwa das Ergebnis einer Gehirnwäsche, einer
geheimen Verschwörung oder einer absichtlich täuschenden Sexualaufklärung. Im
Sprachgebrauch von A. Damasio wären diese Spontanvorurteile Ausdruck von
„sozialen somatischen Markierern" im Gehirn, die dem Urteilenden Scheuklappen
übergezogen haben und die bewirken, dass die einzig wahrhaftige Alternative der
Hormonverhütung, die symptothermale Methode, möglichst verschrien bzw. unbekannt bleibt und lächerlich gemacht wird. Der Leser sollte an dieser Stelle des
Buches einmal innehalten und meine Behauptungen vor dem Weiterlesen aufgrund
der symptothermalen Fachliteratur gründlich überprüfen.[20]
    Im Hinarbeiten auf eine echte Primärprävention gegen den Pornographiekon-
sum muss ich an dieser Stelle einen kurzen geschichtlichen Rückblick in Sachen
Sexualtheorien einfügen. Damit lässt sich der Ursprung dieser massiven Kollek-
tivverdrängung besser verstehen, die aller Wissenschaftlichkeit zum Trotz längst
nicht überwunden wurde.

---

[18]Die in Französisch verfassten Gerichtsakten können beim Autor angefragt werden.

[19]Raith-Paula, E., Frank-Herrmann, P., Freundl, G., Strowitzki, Th. (2013, 1985). *Natürliche Familienplanung heute. Modernes Zykluswissen für Beratung und Anwendung.* Heidelberg: Springer

[20]Z. B. auf mynfp.de oder sympto.org.

4.3   Die kollektive Verneinung der Fruchtbarkeit: Ursprung und Auswirkungen

Der durch seine Psychoanalyse und seine Verdrängungstheorie weltberühmte Sigmund Freud erklärt die Dynamik der Persönlichkeitsentwicklung des Kindes im Wesentlichen durch das familiäre Beziehungsgeflecht, insbesondere die Beziehungen zu Vater und Mutter. Das Kind durchläuft während seiner Entwicklung seine ebenso weltberühmt gewordenen psychodynamischen Phasen. Diese theoretisch zutreffende Einbindung der Familienstruktur in der Psyche macht jedoch seltsamerweise vor dem eigentlichen Phänomen der Fortpflanzung halt. Der Klient eines Psychoanalytikers mag z. B. wohl feststellen, dass er ein unerwünschtes Kind war, worauf das Jugendtrauma zurückgeführt werden könnte usw. Freud thematisiert aber nie die in der Sexualität mitenthaltene Fruchtbarkeit als den Weg der Weitergabe von Leben, als den wahren Grund unseres Daseins. Im freudschen Schema hat die Fruchtbarkeit als Ausdruck der Weiblichkeit und Männlichkeit keinen Platz. Dieses Schema lässt nicht nur den Drang zur Fortpflanzung, der letztlich die Sexualimpulse vermittelt, außen vor. Es macht bei den Sexualreizen und dem sexuellen Lustgewinn halt. Diese sind letztlich aber lediglich Fruchtbarkeits*symptome* der Sexualität. Nie wurden die Wurzeln der sexuellen Äußerungen zum wissenschaftlichen Objekt in Hinsicht auf eine Geburtenregelung ergründet. Fragen wie: „Durch welchen psychodynamischen Prozess geschieht die Empfängnis des Kindes? War es ein Projekt des Paares, ein gewollter Akt oder im Gegenteil, das Ergebnis der undurchschaubaren Fruchtbarkeit der „ambivalenten" Frau?" können gewiss aus der Sicht der Psychoanalyse bearbeitet werden. Hingegen kam in der Psychoanalyse die grundsätzliche Frage nie auf: „Wie lange war die fruchtbare, wie lange die unfruchtbare Zyklusphase? Wie teilt sich das Paar die Aufgaben bei der Verhütung auf?" In diesen Fragestellungen erschließt sich eine ganz neue psychodynamische Dimension. Durch deren Bearbeitung wird nämlich der Frau und dem Paar die Fortpflanzungsmacht ganz ohne äußere Eingriffe, ohne jeglichen Pillenkonsum, ohne ärztliche Verschreibungen, in die Hand gespielt. Diese grundsätzlichen Aspekte des Lebens passen nicht in das auf die Sextätigkeit und Libidogewinn fixierte freudsche Paradigma hinein und ebenso wenig in dasjenige seiner zahlreichen Nachfolger, die sich alle der freudschen Sichtweise der Sexualität dogmatisch unterworfen haben. Wie kam es dazu?

Hier mein Erklärungsversuch: Freud hatte selber schwer unter seiner Unfähigkeit, die Anzahl seiner Kinder zu beschränken, gelitten. Um seine Frau nach der fünften Geburt zu schonen, hat er, da ihm das Zykluswissen gänzlich fehlte, bzw. ihn nicht interessierte, eine permanente und für ihn völlig unbefriedigende Enthaltsamkeit mit seiner Gattin praktiziert. Dafür hatte er gemäß der

Freud-Biografin Eva Weisseiler mit der im selben Haushalt wohnenden Schwester seiner Frau, die mehrmals abtreiben musste, verschiedentliche Affären.[21]

Die Geburtenkontrolle war seit Anbeginn der Menschheit eines der ungelösten Hauptprobleme der *condition féminine,* ja der Menschheit überhaupt. Gewiss gab es das von Freud arg verpönte Präservativ, die von ihm pathologieverdächtige Selbstbefriedigung sowie den ebenso beargwöhnten Koitus Interruptus. Letzterer war im 19. Jahrhundert, auf eine Gesamtpopulation bezogen, eine nicht zu vernachlässigende Geburtenbeschränkung, wie Brenda Spencer an der Uniklinik Lausanne in ihrer Doktorarbeit nachgewiesen hatte. Als Verhütungsmaßnahme unvergleichlich sicherer ist hingegen die symptothermale Methode. Es ist höchst erstaunlich, dass diese Problematik bis auf den heutigen Tag übergangen wird, verdrängt, wie es freudianischer nicht gehen könnte.

Mit dem Auftritt der hormonalen Verhütung in den Sechzigerjahren bekam diese freudsche Kollektivverdrängungen neuen Aufwind: Gewiss war es anfangs für die Frauen eine Riesenerleichterung (und ist es für muslimische Frauen ohne jegliche Gleichberechtigung immer noch), dass sie dank Arzt mit einer Pille ihren Zyklus lahmlegen konnten. Was aber ist daran heute noch spektakulär im Zeitalter des sprunghaft ansteigenden Brustkrebses, vor allem bei jüngeren Frauen mit langjährigem Pillenkonsum, im Zeitalter des notorischen Libidoverlusts bei den Frauen, ihrer Unfruchtbarkeitsprobleme, der sexuell übertragbaren Krankheiten, der aufkommenden Immunschwäche durch die Hormone und deren Folgen, all den Scheide- und Blasenentzündungen? Hat sich diese „Freiheit", welche die Frau nötigt, Hormonpräparate von 14 bis 74 „einzuwerfen" (zuerst gegen die Akne, dann zu Verhütungszwecken, dann um die Menopause zu ertragen, nachdem dazwischen vielleicht noch eine künstliche Befruchtung erforderlich war) nicht in eine ganz perfide Art der Sklaverei verwandelt? Nämlich für den Mann sexuell allzeit bereit und daneben regelmäßig auf gynäkologische Kontrolluntersuchungen angewiesen zu sein? Viele Frauen haben keinerlei Ahnung davon, dass es ohne künstliche Hormone keine sechsmonatliche „Routinekontrollen" mehr braucht.

In den Zwanzigerjahren hätte Freud wenigstens noch die Arbeiten von Knauss-Ogino zur Kenntnis nehmen können. Hat er aber nicht. Diese beiden Gynäkologen fanden heraus, dass die Phase nach dem Eisprung relativ stabil

---

[21]Weisseiler, E. (2006). *Die Freuds, Biographie einer Familie.* Köln: Kiepenheur &Witsch. Die gründlichste und sehr unterhaltsame Aufarbeitung und Abrechnung von Freud stammt von Michel Onfray (2010). *Le Crépuscule d'une idôle, L'affabulation freudienne.* Paris: Livre de poche.

bleibt, was heute übrigens angesichts der zivilisatorischen Stressfaktoren längst nicht mehr uneingeschränkt gilt. Sie entwarfen eine natürliche Verhütungsmethode, die ganz auf der Berechnung der zukünftigen Kalenderdaten beruhte und die neuerdings auf den Apps eine triste Renaissance erlebt, die zum Heulen ist, weil die fehlinformierten Frauen nichts merken. Die katholische Kirche – die einzige spirituelle Bewegung, die sich jemals für den Frauenzyklus interessierte – hatte damals dieses Wissen sofort umgesetzt, um den (verheirateten) Paaren endlich sexuelle Freude fernab von Zeugungsabsichten zu ermöglichen. Die ihr heute noch vorgeworfene Geburten fördernde Einstellung wurde also schon längst überwunden. Wir wissen, was aus Knauss-Ogino geworden ist: Weil die Kalendermethode nur bei Frauen mit außergewöhnlich regelmäßigem Zyklus bedingt funktioniert (bedingt, denn der Eisprung kann auch innerhalb eines regelmäßigen Zyklus variieren), entstanden damals die vielen sogenannten Ogino-Kinder, die trotz korrekter Kalenderberechnung entstanden, was in der Folge die meisten Frauen definitiv und über Generationen hinweg vor jeglicher natürlichen Verhütung abschreckte. Nach dieser Demütigung hat die katholische Kirche aus seltsamen theologischen Gründen[22] es leider bislang unterlassen, die Gemüter durch bessere Methoden umzustimmen. Seither herrscht nach wie vor bei den Medizinern das Dogma, dass diese „kaum besseren" Methoden „zu kompliziert" seien. Sie wurden deshalb aus dem Lehrplan für Gynäkologen gestrichen. Diese Altlasten und einige mehr, die ich in meinem Buch *Den Geheimcode des Körpers kennen* ausführlich besprochen habe, kleben zurzeit immer noch am Unwissen des breiten Publikums sowie der Ärzteschaft über die Symptothermie, obwohl gerade in Deutschland die besten klinischen Studien zur symptothermalen Methode gemacht wurden.[23] Dass sie die einzige zuverlässige Methode ist, spricht sich (noch) nicht herum, seltsamer- oder bezeichnenderweise auch unter den Frauen nicht!

Um mit Freud hier abzuschließen: Er hat es zustande gebracht, obwohl er ständig über Sexualität theoretisierte (in einem zwar über die Geschlechtlichkeit hinausgehenden Sinne, das sei hier betont), einen immer größer werdenden Graben zwischen der Sexualtätigkeit (die im Porno zu sehen ist) und dem Zyklusgeschehen (das in der Arztpraxis entweder unterdrückt oder stimuliert wird, je nachdem) aufzureißen. Wegen des kläglichen Scheiterns der Kalendermethode wurde aus diesem Graben ein wahrer Abgrund zwischen der immer ausgefallener

---

[22](2012) *Den Geheimcode des Körpers kennen*. Berlin: Frieling, S. 130 ff.

[23]sympto.de, Menu: klinische Studien.

werdenden, ja zum Grundrecht erkorenen Freizeitsexualität einerseits und der langweiligen, spießigen Zeugungssexualität anderseits (außer bei Frauen über 30, die verzweifelt ein Kind bekommen wollen). Die zur Fortpflanzung dienende Sexualität wird im Rahmen der Verhütungsfragen, wie wir in Kap. 3 gesehen haben, nur ganz schematisch und unzuverlässig in der Schule durchgenommen. Dazu kommt: Die Fortpflanzungssexualität liefert das große Feindbild angesichts der ungewollten Teenager-Schwangerschaften. Sie wird von einer sich betont hedonistisch gebenden Sexualpädagogik, der die Jugend schutzlos ausgeliefert ist, zum Großrisiko erkoren. Die Mädchen werden einseitig und massiv mit negativen Botschaften über ihre Fruchtbarkeit berieselt, obwohl sie ja selbst dank dieser „öden", ja furchterregenden Fruchtbarkeitssexualität das Leben bekamen.

Ungewollte Schwangerschaften bilden neben den Geschlechtskrankheiten die Katastrophenszenarien der Sexualaufklärung. Gewiss zu Recht. Doch bleibt der öffentliche Diskurs an den ungewollten Schwangerschaften hängen, sodass ab 16 Minderjährige ohne Einverständnis der Eltern in jeder Apotheke eine „Pille danach" bekommen dürfen. Dazu wird ein sozialer Druck auf sie ausgeübt, damit sie sich, auch sexuell inaktiv, der durch die Gesundheitspolitik flächendeckend durchgesetzten, kostspieligen Papillomavirus-Impfung unterziehen usw.[24] Durch diese Maßnahmen verhindert eben diese Gesundheitspolitik im Unterbewusstsein der Mädchen eine positive Selbsteinschätzung zu ihrem Körper und ihrem Zyklus: Sie tragen ja den vollen Reichtum der elterlichen Fruchtbarkeit in sich und können dieses Geschenk in Form der Weitergabe von Leben in die Zukunft tragen. Solange die Mädchen kein konstruktives Bild der weiblichen Fruchtbarkeit

---

[24]Zur Beruhigung für die Schweizer: In Österreich wurde das sexuelle Reifealter auf 14 heruntergesetzt. Dafür darf sich in der Schweiz ein Mädchen ab 16 legal prostituieren. Ciao.ch meint hierzu: „Die Pornographie als solche ist nicht illegal. Illegal ist es hingegen, den anderen pornographisch ohne sein Einverständnis darzustellen. Ebenso ist es unerlaubt, Minderjährige unter 16 abzubilden, auch wenn sie dazu ihr Einverständnis gegeben haben."http://www.ciao.ch/f/sexualite/infos/591e191a97a611dea87b5b27617551eb5 1eb/10-6-loi_et_pornographie Nochmals: In der Schweiz und in Österreich haben die Jungen ab 16 das volle Recht, sich Pornographie „reinzuziehen". In Deutschland, Amerika und den anderen Ländern wurde dieses Minimalalter auf 18 Jahre festgesetzt. Bezüglich der Papillomavirus-Impfung ist es recht erschütternd, zu sehen, wie die öffentliche Gesundheit in ein paar Monaten der Privatwirtschaft sämtliche Märkte geöffnet hat, welche mit diesen äußerst zweifelhaften Impfungen Milliarden verdient. Vgl. dazu auch meinen Erziehungsroman *Den Geheimcode des Körpers kennen.* S. 7 ff.

vorgezeigt bekommen, werden sie auch nicht in der Lage sein, ein gutes Verhältnis zum eigenen Zyklusgeschehen und zu ihrem Körper aufzubauen und dadurch ihre tiefere Weiblichkeit zu ergründen. Entsprechende Aussagen gelten für die Jungs: Schließlich möchten sie wissen, wie die Mädchen „so funktionieren". Sie könnte man mit den exakten symptothermalen Gesetzen vermutlich noch ganz anders begeistern als die Mädchen, und diese Begeisterung würde sich in eine Ehrfurcht vor dem weiblichen Körper verwandeln.

Dass die Fruchtbarkeitsrate pro Frau in der Schweiz auf 1,5 liegt, und in Deutschland noch tiefer, erstaunt bei diesem Wissensmangel, was den weiblichen Zyklus betrifft, nicht weiter. Durch die jahrlangen Hormoneinnahmen ist der Zyklus medizinisch zu einer Pathologie pervertiert worden, dem die Frau möglichst keine Aufmerksamkeit mehr schenken soll.

Was sagen die offiziellen Biologieschulbücher der vermeintlich zivilisierten Länder dazu?[25] Dort findet man höchstens eine zum Schreien entstellte Darstellung des Frauenzyklus. Angaben zur Selbstbeobachtung – diese ergäben doch eine interessante praktische Biologieübung, einen wohltuenden Ausgleich zur Kopflastigkeit der Schule – bleiben tabu.

Das schlechte Image der Kalendermethode wurde mit dem Auftreten der Temperaturmethode in den Fünfzigerjahren des letzten Jahrhunderts keineswegs überwunden. Diese war anfänglich tatsächlich ziemlich anspruchsvoll: die Frau musste ihre Aufwachtemperatur nach einem strengen medizinischen Protokoll messen, immer zur genau gleichen Uhrzeit, mit einem Quecksilberthermometer, der 5 min braucht, und ohne vorher aufgestanden zu sein. Obwohl diese Methode in der Phase nach dem Eisprung sehr zuverlässig sein kann (wenn die Temperaturanstiegsregeln richtig ausgewertet werden), benötigt ihre monatelange oder Jahre dauernde Anwendung eine erhebliche Motivation. Fazit: Die „natürliche" Methode, obwohl sie mindestens so wissenschaftlich ist wie die Hormontherapie, konnte keine Punkte verbuchen und das Zyklusgeschehen verblieb in der Folge weiterhin im Dunkeln, abgetrennt von einer immer ausschweifender werdenden Freizeitsexualität, die der Zyklusrelevanz den Platz auf der gesellschaftlichen Bühne weitgehend weggenommen hatte. Und da trat in den Sechzigerjahren mit großem Medienaufmarsch die erste hormonelle Verhütung auf den Markt – die Traumlösung für die Feministinnen à la Simone de Beauvoir. So

---

[25]Wir haben das deutsche Biologielehrbuch für Gymnasiasten, Bayrhuber, H., Kull, U. (2005) Linder. Braunschweig: Schrödel, S. 303, stellvertretend untersucht sowie die in der Schweiz verfügbaren Lehrmittel für Lehrkräfte und Gynäkologen. Diesen Skandal interessiert niemand.

wird die Vermarktung der Verhütungspille auch heute noch ungeschmälert zur großen Sexualrevolution verklärt. Ein neues Dogma entstand. Dabei wurde ganz übersehen, dass zu eben dieser Zeit Joseph Rötzer, ein österreichischer Arzt, die erste symptothermale Methode ausgefeilt und bekannt gemacht hatte, eine erst noch völlig ökologische für die Umwelt und ohne jeglichen Nebenwirkungen für die Frau. Mit ihr wurde das Vorurteil „zu kompliziert" und „unsicher" endgültig außer Kraft gesetzt. Aber in den Köpfen der Frauen kam dieses Wissen bislang, aus mir unerklärlichen Gründen, nie an, leider. Die Symptothermal-Frau misst ihre Temperaturen elektronisch in 30 sec nach einem erheblich aufgelockerten Protokoll nur während der fruchtbaren Phase. Diese wird durch den Zervikalschleim genauer auswertbar. Aber die mit der symptothermalen Methode entstandene Grundlage zur eigentlichen sexuellen Revolution wurde immer noch nicht entdeckt. Trotz der gut dokumentierten Sicherheit haftet der symptothermalen Methode ganz zu Unrecht der Vorwurf der katholischen „natürlichen Familienplanung" an, bei der es ja „nicht so sehr auf die Sicherheit ankomme". Also Hände weg. Seit den Sechzigerjahren wurde die Trennung zwischen Zyklusgeschehen und Sexualität nicht nur schärfer. Sie ist in Fleisch und Blut übergegangen. Sie wird in der sexualpädagogischen Literatur kaum mehr wahrgenommen, außer ganz kurz im österreichischen Manual, das in die Videoclips sexwecan.at einleitet. Ansonsten hat sich die Literatur von der Sexualität, die sich vom Zyklus und seinem Fruchtbarkeitspotenzial her definieren sollte, völlig verabschiedet.

In der Folge dieser Bagatellisierung des Sexualakts – er ist zu einem Teenagerspielzeug oder zur Pornoabhängigkeit verkommen –, lernt der Jugendliche in sexwecan.at zumindest, dass Sexualität viel „Reife" – also Zuwartenkönnen –, Selbstvertrauen und Körperkenntnisse voraussetzt, ebenso wie eine Kommunikationskompetenz, um Emotionen und Wünsche angemessen und taktvoll mitzuteilen. Das sind alles unbestritten wichtige Grundvoraussetzungen, die die Jugendlichen bei ihrer Sexpraxis nicht außer Acht lassen können. Wie können sie aber diese Werte verinnerlichen und diese Kompetenzen erlernen, solange ihre Sexualität von einer ganzheitlichen Sicht der Person als Hoffnungsträger, der die Weitergabe des Lebensstroms ermöglicht, abgetrennt wird? Durch diese Amputation wird ihnen der sinnstiftende Zugang zu ihrer Vergangenheit sowie ihrer Zukunft geraubt. Diese nihilistische Abspaltung hat sich dermaßen durchgesetzt, dass die Grundschüler im Sexualkundeunterricht die Frage stellen: „Wofür macht man eigentlich Sex?"[26]

---

[26]„Grundschulkinder wissen oft nicht einmal, was die Bedeutung von allem ist, und fragen im Sexualkundeunterricht : Wofür macht man eigentlich Sex?" A.a.O. *Let's talk about Porno*, S. 20.

Apropos Nihilismus: Seit einigen Jahren behaupten einige Gendertheoretikerinnen und auch etliche mediengewandte Ärzte, die natürliche Fortpflanzung werde, ja müsse langsam aussterben. Es gäbe dann „endlich" nur noch den Freizeitsex pur. Die „zeitgemäße" Fortpflanzung habe am besten gleich ganz außerhalb des „gewöhnlichen" Sexualaktes stattzufinden. Die Frauen sollten, so ihre „Glanzvision", sich mit 18 genügend Follikel aus ihren Eierstöcken entnehmen lassen:[27] Die einen würden dann tief gefroren, die anderen auf dem Markt der künstlichen Befruchtungen verkauft. In einem weiteren Schritt könne die Frau ihr Leben lang ohne Menstruation glücklich verbringen, glücklich, denn die Periode gilt immer noch als eine Verwünschung der Natur, die sich auf die periodisch „unpässlich" werdenden Frauen niedergelassen hat. Wie denn ohne Periode? Durch sehr nachhaltig wirkende Verhütungsmittel, welche jegliche Periode unterbinden, und die als ultimativer Fortschritt von einer gewissen, hochtrabenden und von den Medien hochgespielten Medizin angepriesen werden. Da ziehen gewisse Intellektuelle regelmäßig gegen die jüdisch-christliche Körperfeindlichkeit zu Felde: Die zeitgemäße, profitorientierte und dazu noch „wissenschaftlich" daherkommende Körperverachtung durch die Unterdrückung der Menstruation lässt grüßen. Dann, um die 40, könne die Frau, sobald sie ihre Karriereziele erreicht habe (oder auch nicht), so langsam ans Kinderkriegen denken (sofern sie noch einen Kinderwunsch hat), und auf ihre frischen, jung gebliebenen Eizellen zurückgreifen, um sich ein Kind fabrizieren zu lassen. Die Samenzellen befänden sich auf einem freien Markt. Sie bräuchte keinen Mann mehr. Wer es noch nicht gemerkt hat: Wir Männer sind endgültig zum Auslaufmodell geworden, überflüssige, erst noch hinderliche Wesen.

Um diesen Gedankengang einmal ad absurdum zu führen: Es wäre doch gescheiter, einige Männerexemplare als Samenbankspender in einen Funpark einzusperren! Dort könnten sie ungeniert den ganzen Tag lang Gameboy spielen und sich Pornos reinziehen, um die Samenbank aufzustocken. Die überzähligen männlichen Föten würden einfach abgetrieben. Zurzeit werden in gewissen Ländern noch auf schändliche Art weibliche Föten abgetrieben; in der Schweiz verlangen nun die Männer hassenden Feministinnen, dass das von den Eltern als „falsch" bezeichnete Geschlecht des Fötus auch als Abtreibungsgrund anerkannt werden soll. Wir Männer spüren schon, was auf uns zukommt.

---

[27]Jüngst haben Apple und Facebook den weiblichen Angestellten angeboten, für die Eizellenentnahme und Lagerung 20.000 $ zu zahlen, damit sie ungehindert bis auf weiteres Karriere machen konnten in der Meinung, dass diese Eizellen dann in x Jahren von irgendeinem beliebigen Samenspender befruchtet werden könnten.

Der Sozialtrend geht ganz in diese Richtung: Zurzeit erlebt man einen Baby-Boom der Lesben und ihrer Partnerinnen, denn das Erhalten von Spermien ist ein Leichtes.[28] Die nächste Etappe wäre mit Aldous Huxleys *Brave New Worlds* Retortenbabys erreicht: durch die endgültige Trennung von Fruchtbarkeit und Sexualität. Mit dem Funpark der Spermien produzierenden Pornogucker läge das Ideal von Simone de Beauvoir in Reichweite: Jegliche geschlechtsbedingte Ungleichheit wäre abgeschafft worden, die Frau wäre auf Kosten des Mannes dem Mann endlich „gleich", was immer dieses „gleich" noch für einen Sinn haben möge. Sie wäre sozial gesehen wie ein Mann, und die Soziologinnen und Gendertheoretikerinnen könnten sich beruhigen, weil die geschlechtsspezifischen, gesellschaftlichen Rollenstereotypen endlich abgeschafft worden wären. Gleich wie der Mann, den es nicht mehr gäbe.

Aus unserer ökologischen Sicht der Zykluskenntnisse, welche den puren Gegenentwurf zu diesem nihilistischen Keil, der in den letzten hundert Jahren zwischen Sex und Fruchtbarkeit getrieben wurde, darstellt, erahnen wir zum ersten Mal in der Menschheitsgeschichte die Möglichkeit, dass Sex und Fruchtbarkeit zwanglos Freundschaft schließen können.[29] Wir erinnern daran, dass die Jugendlichen (die meisten wenigstens) noch nicht aus dem Reagenzglas kommen. Existenziell gesprochen sind sie die Zukunftsträger der elterlichen Fruchtbarkeitssexualität. Sie verdienen besonderen Respekt, weil sie die in ihnen befindliche elterliche Fruchtbarkeit an weitere Generationen weitertragen. Diese Aussage ist nur dann banal, wenn man sich dessen, was sie beinhaltet, nicht bewusst ist. Sexualpädagogen sollten, bevor sie mit ungewollten Schwangerschaften Angst machen, versuchen, zuerst einmal die fundamentale Seite der Geschlechtlichkeit, unsere Existenz, gebührend zu würdigen! Aus diesem Grund braucht es zur primären Pornoprävention einen ganz besonderen Zugang.

---

[28]Françoise Héritier (2002), in ihrem *Masculin/Féminin II: dissoudre la hiérarchie,* Paris: Odile Jacob, S. 153, geht noch weiter, wenn sie die Hypothese aufstellt, dass das Klonen der weiblichen Spezies ohne männlichen Gene auskommen könnte. Trotzdem anerkennt auch die alteingeschworene französische Feministin, dass die hormonelle Verhütung keineswegs ideal ist (S. 244). Für Héritier, S. 23, besteht der Skandal darin, dass sich das Patriarchat durchsetzen konnte, weil die Frauen ihre Töchter machen, die Männer aber nicht ihr Söhne! Wenn dieses Argument richtig wäre, dann müsste man ja dieses biologisch bedingte Patriarchat verbessern wollen statt es abzuschaffen!

[29]Harri Wettstein, Christine Bourgeois (2015), *SymptoTherm komplett, die sicherste ökologische Empfängnishilfe und Verhütung.* Lully/USA: SymptoTherm Verlag/Createspace-Amazon. Dank dieses Manuals kann das gesamte sympto-System rekonstruiert werden.

Literatur

Bayrhuber, H., & Kull, U. (2005). *Linder*. Braunschweig: Schrödel.

Bloch, S., & de Saint Mars, D. (2006a). *Lili se fait piéger sur Internet* (S. 75). Coppet VD: Calligram.

Bloch, S., & de Saint Mars, D. (2006b). *Lili veulent tout savoir sur les bébés* (S. 50). Coppet VD: Calligram.

Burges, M. (2003). *Doing it*. London: Andersen Press limited.

Héritier, F. (2002). *Masculin/Féminin II: dissoudre la hiérarchie*. Paris.

Jacob, O. (2016). *Les couples et leur argent*. Paris.

Kant, I. (1912). Antwort auf die Frage „Was ist Aufklärung?". In I. Kant (Hrsg.). (Bd. VII, S. 33–42). Berlin: Akademieausgabe.

klicksafe.de. (Hrsg.). (2015). Let's talk about Porno. Arbeitsmaterialien für Schule und Jugendarbeit. http://www.mediaculture-online.de/Let-s-talk-about-Porno.1764.0.html#c10183. Zugegriffen: 10. Apr. 2016.

Kuhn, T. (1976). *Die Struktur wissenschaftlicher Revolutionen*. Frankfurt a. M.: Suhrkamp.

Onfray, M. (2010). *Le Crépuscule d'une idôle, L'affabulation freudienne*. Paris: Livre de poche.

Raint-Paula, E. (2006). *Was ist los in meinen Körper?*. Zürich: Pattloch.

Raith-Paula, E., Frank-Herrmann, P., Freundl, G., & Strowitzki, T. (2013, 1985). *Natürliche Familienplanung heute. Modernes Zykluswissen für Beratung und Anwendung*. Heidelberg: Springer.

Veluire, M., & Siguret, C. (2009). *Les adolescents et la sexualité, 101 questions de mères*. Paris: Robert Laffont.

Verein zur Förderung von Medienaktualitäten im schulischen und ausserschulischen Bereich. (2010). Sex we can?! Österreichischer Jugendaufklärungsfilm. http://www.sexualpaedagogik.at/sex-we-can/. Zugegriffen: 10. Apr. 2016.

Weidinger, B., & Wolfgang K. (Hrsg.). (o. J.). Manual zum Film: Sex we can ?! Österreichischer Jugendaufklärungsfilm. http://www.sexualpaedagogik.at/uploads/media/Manual_v091011.pdf. Zugegriffen: 10. Apr. 2016.

Weisseiler, E. (2006). *Die Freuds, Biographie einer Familie*. Köln: Kiepenheuer & Witsch.

Wettstein. (2012). *Den Geheimcode des Körpers kennen*. Berlin: Frieling.

Wettstein, H., & Bourgeois, C. (2015). *SymptoTherm komplett, die sicherste ökologische Empfängnishilfe und Verhütung*. Lully: SymptoThermal Verlag/Createspace-Amazon.

Zep. (2011). *Guide du zizi sexuel*. Nyon: Glenat.

Eine alternative Sexualaufklärung

5

Zusammenfassung

Sobald das symptothermale Wissen – die genaue Interpretation der Fruchtbarkeitszeichen des Frauenzyklus – allgemein und überall von der Jugend aufgenommen worden ist, wird die Pornographie weniger Einfluss auf deren Gehirn haben und somit besser verkraftet werden. Die Mädchen werden ihren Zyklus während einiger Monate ganz **außerhalb jeglicher Verhütungssituation beobachten lernen,** um den Eisprung zu bestimmen und um sich mit ihrem Körper und ihrem Zyklus zu versöhnen (bevor sie schon ab 13 mit Verhütungspillen gegen Pickel und Regelschmerzen abgefertigt werden). Die Jungs werden dadurch in die geschlechtliche Polarität eingeführt und lernen diese schätzen. Die symptothermale Methode (Symptothermie) wird als Ansporn zur Achtsamkeit gegenüber dem Zyklus zu einem gewaltigen Schutzfaktor für die Herausbildung der weiblichen Identität und für das Selbstständigwerden der Heranwachsenden. Deshalb braucht es vorab eine wissenschaftlich korrekte Sexualaufklärung, die freilich sämtlichen positiven Errungenschaften der bisherigen Sexualpädagogik Rechnung trägt. Das Kapitel schließt mit einer anthropologischen Abrechnung mit der Pornographie und der fundamentalistischen Gendertheorie.

Die in allen Studien nachgewiesene Zurückhaltung der Mädchen in Sachen Porno, ihr Ekel vor diesen Bildern, die sie als völlig lächerlich bezeichnen, ihre berechtigte Angst auch vor dem Internet Shaming, erklären sich daraus, dass sie ihre sexuelle Identität immer gleichzeitig in ihrer Fruchtbarkeit, ihrer tiefsten Zyklusintimität, wahrnehmen. Durch ihre Spontanablehnungen zeigen die Mädchen, dass ihr Wertvollstes mit Füßen getreten wird: ihre Vermittlungsfähigkeit, im Lebensstrom das Leben in die Zukunft weiterzuleiten. Diese biologische Tatsache lässt sich unmöglich auf Rollenstereotypen reduzieren, die gemäß

© Springer Fachmedien Wiesbaden 2017
H. Wettstein, *Sexualaufklärung und Herausforderung Pornographie,*
DOI 10.1007/978-3-658-13241-5_5

Gendertheorie den Mädchen durch eine patriarchalische Gesellschaft aufgezwungen würden. Dieser Irrglauben führt dazu, dass sich die Genderverfechter, konsequent zu Ende gedacht, für Aldous Huxleys Schreckensszenario einsetzen müssten, damit sich in der Amputation alles Weiblichen eine Gleichwertigkeit einfordernde Genderidentität erfüllt. Die Spontanablehnung des Pornos durch die Mädchen lässt sich auch auf ihr Gefühlsleben zurückführen, das sich ursprünglich noch nicht vom Sexualakt abgetrennt hat. Es ist der gesellschaftlichen Konditionierung anzulasten, die just von der Pornographie gefördert wird, sowie durch eine gewisse, sich emanzipiert gebende Frauenpresse, dass sich die Mädchen verpflichtet fühlen, sich durch Pornographie abbrühen zu lassen und „ähnlich wie der Mann zum Orgasmus zu kommen" und ihm mit Fellationen zudienen, möglichst abgetrennt jeglicher Emotionen.[1] Diese Konditionierung wird durch die Massenverteilung der Verhütungshormone verstärkt, mit denen die natürliche Hormonsymphonie und die daraus sich ergebenden weiblichen Gefühlsschwankungen zugeschottet werden: Dem Mädchen wird diese Amputation der Weiblichkeit, diese Scheinwahl zur „sicheren" Verhütung als „freie Entscheidung" untergejubelt. Durch das systematische Unterdrücken des Eisprungs vollzieht sich eine schleichende Vermännlichung in der Frau. Kaum verwunderlich, wenn wir erfahren, dass gemäß einer Studie des Nuvaring-Erzeugers 60 % der Frauen ihre Pille „vergessen". Nuvaring glaubt, ein besonders gutes Kaufargument für den Scheidenring und gegen die Pille gefunden zu haben, womit bestätigt wird, dass der Frau diese tagtägliche Pilleneinnahme im Innersten höchst zuwider ist und deshalb „vergessen" wird. So leicht fällt ihnen also dieses Pillenschlucken nicht, wie immer wieder behauptet wird.[2]

Die Gesundheitspolitik scheut keine Kosten, um die Frauen mit einer lebensfeindlichen Ideologie gegen ihren eigenen Zyklus aufzubringen und ihnen die einzig sichere wissenschaftlich belegte natürliche Alternative systematisch vorzuenthalten. Damit sie sich ja nicht für ihr Zyklusgeschehen interessierten könnten! Dann wundert sie sich, dass die Geburtenrate so tief liegt.[3] Diese äußerst subtile,

---

[1]Diese Aussage findet sich auch im Manual *sex we can* auf sexwecan.at.

[2]Die Stiftung SymptoTherm hat sich Ende 2011 die von über 50.000 Aktivbenutzerinnen verwendete App PillReminder gekauft, um für das „TemperaturReminding" Werbung zu machen. Gleichzeitig warf die Werbung auf PillReminder etwas Profit für die Stiftung ab. Dieses Experiment wurde 2013 abgebrochen, weil sich die Pillenfrauen durch die sympto-Werbung auf ihrer App überhaupt nicht in Frage stellten und deshalb auch nicht beeinflussen ließen.

[3]Vgl. http://harri-wettstein.de/2012/05/04/buergerdialog-sexualaufklaerung.

allgegenwärtige psychische Gehirnwäsche, der die Frau ausgeliefert ist, fördert natürlich in keinerlei Hinsicht die Achtsamkeit gegenüber ihrem eigenen Körper, ein Gefühl, sich im eigenen Körper zu Hause zu finden und wohl zu fühlen. Obwohl diese beiden Ziele von jeder Sexualaufklärung uneingeschränkt geteilt werden, angefangen von den Pillenideologinnen bis hin zu den Verfechtern der vorehelichen Keuschheit aus der rechts-evangelikalen oder rechts-muslimischen Ecke. Die regelmäßige Verhütungshormoneinnahme (die übrigens bei der Verbreitung der Geschlechtskrankheiten mitverantwortlich war, ohne dass dadurch jedoch der Pillenvormacht die Spitze gebrochen wurde) bringt die im Frauenkörper zur Entfaltung kommende natürliche Symphonie der Hormone zum Stillstand, und das in einem Alter, da sich die zarte Pflanze der weiblichen Identität herausbildet und erst einmal ungestört einspielen muss. Wie sonst ist zu verstehen, dass die Mädchen, konditioniert durch die *Fuckees,* durch all den Ramsch, den sie in den Frauenmagazinen täglich sehen, verstärkt durch den Druck der Gleichaltrigen, den sie über sich ergehen lassen müssen, mir nichts dir nichts akzeptieren, dass die Jungs von ihnen die Demütigung einer Fellatio verlangen und offensichtlich nicht wissen, dass aufgeredeter Oralsex in den USA bis zu 25 Jahren Gefängnisstrafe vorsieht? Obwohl überall Mode, ist die Fellatio kein banaler Akt. Es muss deshalb nicht weiterhin erstaunen, wenn die Mädchen „ihr erstes Mal" bitter, ja noch Jahre danach, bereuen, weil die Jungs eine „graue Zone" der Unentschlossenheit oder des Zögerns geschickt ausnutzen[4]. Das Manual *Sex we can* spricht von einer Angst der Mädchen vor normalem vaginalem Verkehr[5]. Für uns reicht diese Angst tiefer: Sie soll unbewusst was dem Mädchen das Wertvollste ist, den Eisprung, in Schutz nehmen.

Viele werden einwenden, ich würde der traurigen Wirklichkeit der ungewünschten Schwangerschaften nicht Rechnung tragen. Dort liege doch das Augenmerk der Sexualerziehung. Wie das? Die ungewollten Schwangerschaften

---

[4]Christiane Akre, „Entre abus sexuel et relation consensuelle: exploration d'une zone grise", S. 3. Akre hatte ihrer Fokusgruppe einen Textausschnitt von ciao.ch zur Beurteilung vorgelegt: „In einer Disco habe ich einen Touristen kennengelernt, der einige Jahre älter war als ich. Wir hatten schon viel Alkohol getrunken… Er gefiel mir und wir haben uns geküsst. Dann hat er mich in eine dunkle Stelle der Disco geführt und mich gezwungen, ihm eine Fellatio zu machen. Er wollte unbedingt und ich war ziemlich beschwipst… Freilich hat er kein Kondom übergezogen." Dieser letzte Satz ist vermutlich ein Zusatz von ciao.ch, der es ja um die Prävention der Geschlechtskrankheiten geht, wobei es schockierend ist, zu sehen, dass das Mädchen dem vom Porno inspirierten Modetrend gehorchend einem (oft) unbekannten Jungen „einen blasen" muss.

[5]A.a.O., S. 131.

sind in den reicheren Gesellschaften bei den Teenies im Zunehmen. Was läuft da falsch? Liebe Leserin, lieber Leser: Atme ein paar Mal tief durch, bevor du weiterliest.

5.1 Wie kann diese Alternative verifiziert werden?

Unsere Hypothese ließe sich sehr leicht an einem Pilotprojekt überprüfen. Man bräuchte lediglich etwa hundert freiwillige Mädchen und ebenso viele Jungs zwischen 13 und 15, um diese nach einer entsprechenden symptothermalen Einführung über rund ein Jahr lang auf sympto.org oder einem ähnlichen Dispositiv mitzuverfolgen. Die Jungs würden in der symptothermalen Methode, freilich nur theoretisch und technisch, getrimmt, und bekämen eine spezifisch auf Jungs ausgerichtete Aufklärung. Parallel dazu würde in einer anderen Stadt, um mögliche Einflüsse, auch die der Presse, auszuschließen, eine entsprechende Kohorte aufgeboten und mitverfolgt, die aber diese Information nicht erhalten hat. Ausgehend von diesen zwei *Doubleblind*-Kohorten ließe sich leicht herausfinden, ob bei der symptothermalen Kohorte im Hinblick auf die Pornographie die starken Scham- und Schuldgefühle, all die Jugendmiseren, leichter ertragen werden, auch im Hinblick auf Sexualkontakte, Suchtverhalten, Essprobleme, Magersucht usw. Es würde sich auch herausstellen, ob die Mädchen ihren Körper besser annehmen wie er ist, achtsamer mit ihm umgehen, ob sie ihre Einstellungen in Bezug auf gewünschte und nicht gewünschte Sexualkontakte besser formulieren können, aber auch letztlich, geschätzte Leserin, ob es weniger ungewünschte Schwangerschaften, weniger Schwangerschaftsabbrüche, weniger Scheideninfektionen geben wird als in der Kohorte mit der herkömmlichen Sexualaufklärung. Das Pilotprojekt würde unterstützt durch das Ausbildungsmodell von E. Raith-Paula, den sogenannten Zyklusshow, das in der Symptothermal-Kohorte integriert wäre und dessen Leitmotiv nicht von ungefähr lautet: „Was ich schätze (den Körper), schütze ich auch". Dazu käme ein entsprechender pädagogischer Ausbildungsgang für Jungs.[6]

Fern liegt uns die Idee, den Jugendlichen jeglichen Sexualkontakt „zu verbieten" vor was weiß ich welchem Alter. Oder ihnen eine Moralpredigt mit Abstinenztheorien zu halten, die, nebenbei gesagt, ernst zu nehmen sind, wenn sie nicht kontraproduktiv und zum falschen Zeitpunkt präsentiert werden, und

---

[6]Vgl. das europaweit geführte Mädchen, Frauen, meine Tage-Projekt auf http://symptotherm.ch/de, von dem sich auch sexwecan.at stark inspiriert hat.

übrigens einer freien Meinungsbildung in puncto Verhütung nicht im Wege stehen. Auf jeden Fall gilt in allen Sexualausbildungslagern die Maxime: Zuwarten ist besser (auch zur Vermeidung des Papillomavirus), bevor alles ausprobiert wird. Es versteht sich von selbst, dass bei unserer Alternative eine nicht nur dem Namen nach aufgeklärte Sexualaufklärung den sozialen Pornodruck auf das Jugendgehirn mildern würde. Ebenso würde die Fähigkeit verstärkt werden, dem Druck der Gleichaltrigen, „es zumindest einmal gemacht zu haben", besser standzuhalten.

Es ist zurzeit völlig undenkbar, eine derartige Pilotstudie in Angriff zu nehmen[7]: Sie würde von den sich selber verherrlichenden Gesundheitsbehörden schroff abgelehnt. Wir beschränken uns deshalb darauf, Argumente, die für ein solches Experiment sprechen, zu entwickeln, vor allem auch durch eine neue Art, den Porno zu verstehen. Welchen „aufgeklärten" Diskurs können wir Erwachsene unserer Jugend anbieten, damit sie die immer hinterlistiger werdenden Pornoversuchungen erkennen, verstehen und abfedern können? Z. B., dass mit „Pornoparodie" auf Google nicht die Parodien über den Porno erscheinen und ihn lächerlich machen, sondern umgekehrt, dass sich damit eine neue Pornogattung und anderer Shitstorm ausbreitet, um bekannte Filmmotive und große Schauspieler in den Pornoschlamm zu ziehen? Ich gehe von dem Grundsatz aus, dass wir Erwachsenen eine unveräußerliche Botschaft an die Jugend haben sollten, um ihr dabei beizustehen, erwachsen zu werden. Selbst wenn wir, die Lehrer, stets von der Sichtweise der Jugendlichen lernen können, auch von ihren Infragestellungen, ihren Kritiken und wir sie dort abholen müssen, wo sie nun mal stehen, werden wir als Erwachsene nach wie vor Modelle der Sozialidentifikation bleiben.

Diese Behauptung ist nicht selbstverständlich. Keineswegs. Es gibt nämlich eine gewisse postfreudianische Psychoanalyse, die uns weismachen will, dass es nicht an uns, den Erwachsenen, liege, der Jugend beizubringen, wie man erwachsen werde, „weil wir darüber nichts wissen".[8] Dieser leider immer noch grassierende, nihilistische Ansatz beweist zur Genüge, dass die Eltern- und Kinderrollen bei gewissen politisch korrekten Genderintellektuellen, auch den Grünen, durcheinandergebracht wurden: Der Übergang auf den Mutter- oder Vaterstatuts sei nicht mehr eine wertvolle Gelegenheit, reifer und erwachsener zu werden, sondern er sei lediglich eine beliebige soziale Form fernab von jeglicher tieferen Ehrfurcht vor dem Leben und seiner Weitergabe. Schließlich ist die Abtreibung ein

---

[7]Die Projektleiter von de *sex we can* finden diesen Vorschlag durchaus sinnvoll!

[8]Rassial, J.-J. (2010). *Le passage à l'adolescent*, Toulouse: Eures; Einleitung.

banaler und geläufiger Vorgang geworden und der Staat wird ständig immer mehr darum bemüht, eindeutig erzieherische Funktionen zu übernehmen und sich an die Stelle der Familie zu setzen. Man könnte sie deshalb ebenso gut abschaffen wollen, wie das die Roten Khmer vor nicht langer Zeit versucht haben. Die Intellektuellen, die dahin wollen, haben nichts aus der Geschichte gelernt.

Der Psychologe Alexander Mitscherlich hatte in den Nachkriegsjahren in seinem *Die vaterlose Gesellschaft* die zu große Abwesenheit der Väter angeprangert. Das waren damals noch völlig in ihrer Arbeit aufgehende und am Wiederaufbau Deutschlands engagierte Väter. Daran ist an sich nichts auszusetzen. Der Vorwurf hingegen, sie seien bei ihren Kindern nicht ausreichend anwesend gewesen, traf gewiss zu. Jahrzehnte danach lässt sich jedoch feststellen, dass sie grundsätzlich gute Väter waren, weil sie sich um das Wohl ihrer Kinder und ihrer Familien aufrichtig bemühten. Das Vaterbild stand damals noch klar da. An ihm konnten sich die Söhne orientieren. Die heutigen abwesenden Väter hingegen leben oft mit ihrer x-ten Partnerin zusammen oder alleine, haben Kinder von früheren Beziehungen, einmal in dieser Stadt, einmal in jenem Land, und sind oft nicht einmal in der Lage, das Kindergeld an ihre Ex-Partnerinnen zu zahlen. Es sind weiß Gott nicht diese Väter, die ebenso wenig ganz in Erscheinung treten wie die meisten männlichen Pornoakteure, die konstruktive Modelle für ihre in der Krise steckenden Jungs abgeben können.

5.2   Was können die Jungs von den Pornoclips überhaupt lernen?

Die bisher gemachten Pornographie-Studien über die Jugendlichen zeigen zur Genüge, dass die eigentliche Sexualaufklärung durch Portale wie Pornhub und Youporn einer Verstümmelung gleichkommt. Die herkömmliche Sexualaufklärung, die von den Eltern, von der seriösen Literatur, von Sexualpädagogen und vom Biologieunterricht ausgeht, muss sich auf diese unvermeidbare Tatsache einstellen, bevor eine Strategie entwickelt werden kann. Was aber lernen die Jungs auf diesen Portalen?

Vorab müssen wir ausdrücklich darauf hinweisen, dass nachfolgende Elemente einer neuen Sexualaufklärung nicht wortwörtlich an die Jugendlichen vermittelt werden sollten. Man müsste sich über eine adäquate didaktische Formulierung erst noch Gedanken machen und unter Fachleuten verständigen, was hier nicht unternommen wird. Wichtig ist mir, einen ersten Schritt für Pädagogen und Eltern zu wagen.

Die Jungs sehen dort absolut alles, was es über menschliche Genitalien in allen erdenklichen Stellungen von Lesben, Schwulen, Bisexuellen, „Shemales" (Hermaphroditen, die wie eine Frau aussehen, aber einen – meist operierten – Penis haben) und schließlich Heteros[9] zu sehen gibt. Und zwar bekommen sie zehntausendmal mehr Sexualakte zu Gesicht als die Jungs vergangener Epochen, die noch keinem Porno ausgesetzt waren. Die heutigen Jungs sehen massenweise fein säuberlich enthaarte Geschlechtsteile bei Frauen und Männern, die eigentlich den Status eines vorpubertären Mädchens bzw. Knaben signalisieren. Diese Mode hat auch schon auf ganz normale Frauen und Männer übergegriffen. Dann sehen sie dort überdurchschnittlich große, auch durch den Kameraeffekt vergrößerte Geschlechtsorgane – auch bedingt durch die mädchenhafte Zierlichkeit gewisser Pornoakteurinnen –, die aber durch allerlei Sextoys maßlos übertroffen werden. Sie sehen massenweise durch Operationen künstlich aufgedunsene Pobacken und Brüste. Sie sehen also hauptsächlich jüngere Frauen, die ihren ganzen Körper zur Schau stellen (und von denen einige recht gut verdienen sollen und gewiss nicht schlecht aussehen), sowie in ständiger Erektion befindliche Penisse, also keine „Schlappschwänze", von nur meist zerstückelt dargestellten Männern (die weniger als die Mädchen verdienen). Die zwei Hauptdarsteller sind genau genommen das Mädchengesicht, die drei Körperöffnungen und der Penis. Was also kann der Junge Aufschlussreiches lernen, das er bei seiner Mädchenbeziehung umsetzen könnte?

Er ist vermutlich erstaunt darüber, dass die Analpenetrationen keine Fäkalien hervorbringen und dass diese Stelle trotz des heftigen Rein-und-raus makellos sauber und ohne Blutverletzungen bleibt. Weiß er, dass die sich *Fuckees* vor ihrem Auftritt einer gründlichen Dickdarmreinigung unterziehen müssen? Anatomisch gesehen befindet sich zwischen den Beckenbodenmuskeln, die den After im Innern verschließen, und der Afteröffnung, eine kleinere Vorkammer außerhalb des Dickdarmverschlusses, wo also tatsächlich ein Gegenstand wie auch ein kleiner Penis eingeführt werden kann. Weiß er, dass er seine Prostata ebenfalls durch einen speziell geformten Plug, der just keine schmerzerzeugende Penisform hat, selber massieren kann? Nein, davon erfährt er nichts, und weil er das nicht weiß, entsteht eine Faszination, wenn er immer wieder sieht, wie ein Riesenpenis in ein enges After hineingedrückt wird. Ich habe solche Plugs auch auf keinen

---

[9]Transsexualität erscheint nicht spezifisch im Porno, da es sich ja entweder um einen Mann bzw. eine Frau handelt, die chirurgisch entstanden sind. Die Rubrik Transsexual bzw. *Tranny* erscheint dort fälschlicherweise trotzdem, aber sie enthält meist chirurgisch „verschönerte", feminisierte Hermaphroditen.

Homopornoseiten von Youporn, die erst noch eine spezielle Pornosektion für Plugs enthält (2015), gefunden. Es handelt sich dabei um einen kleineren Gegenstand, den man unter der Bezeichnung „Glide Prostata Massage" finden kann und der – ich greife hier für ältere, vor Prostataleiden sich ängstigende Männer vor – als eine Primärprävention allenfalls das Krebsrisiko oder andere Prostataleiden vermindern könnte (darüber gibt es allerdings noch keine randomisierten Studien). Für jüngere Männer führt der Glide Prostate Massage zu einem interessanten Körperexperiment. Damit lernt der Mann sich und die verschiedenen Muskelschichten in seinem Rektum besser kennen, um dann vielleicht mit dem Orgasmusreflex zu spielen. Von daher gesehen braucht er nicht auf den Internetporno zu gehen, um sich die Augen auszuschauen. Er muss vielmehr die Scheu vor dem eigenen Körper überwinden, ganz in seinem Körper verweilen und richtig Atmen lernen.

Was lernt er über die Frauen, die diese rektalen Penetrationen über sich ergehen lassen müssen, und deren anscheinend viel elastischeres Rektum durch das anhaltende Rein-raus der überdimensionierten Penisse (die kaum in die Rektalampulle hineinpassen) ständig gedehnt wird, und zwar über Jahre? Könnte hier nicht eine Ursache für ein späteres schlimmes Darmverschlussversagen am Werke sein?[10] Weiß er, dass die aggressive Darmflora in die Scheide gebracht die schlimmsten Entzündungen hervorruft, sofern der Penis nach dem Analverkehr nicht aseptisch gereinigt wird? Dass die Analpenetrationen für die Frau immer ein Gesundheitsrisiko darstellen? Ebenso beim Mann, der sich dadurch leicht Prostata- und Blasenentzündungen holen kann? Dass jeder ungeschützte Verkehr, auch der Oralverkehr, mit einem zu wenig bekannten Partner ein Gesundheitsrisiko für beide darstellt. Weiß er das alles?

Ich komme auf die entscheidende Frage zurück: Was lernen die Jungs beim Anstarren zahlreicher Ejakulationen und weiblicher Spritzer, die durch den Kameraeffekt stärker aussehen als sie sind und durch den optischen Filter weißlich gefärbt werden? Außer dass sie angesichts der enormen Spermienmengen und überdimensionalen Penisgrößen einen Minderwertigkeitskomplex bzw. angesichts der Geysir-artigen Squirts falsche Vorstellungen von den Mädels bekommen?

Was wissen sie eigentlich über die Funktion des Orgasmus? Sie bekommen den Eindruck, dass die spritzenden Spermamengen den Höhepunkt der männlichen Lust bilden. Diese Männerlust muss die *Fuckee* religiös verehren, indem

---

[10]Die Behauptung stammt von Maurice Dubard, einem renommierten Yogi, der über 80 Jahre alt ist. Es würde sich lohnen, diesem Verdacht nachzugehen.

sie vorgibt, dass es nichts Schöneres auf Erden gibt, als Spermaspritzer mitten ins Gesicht zu bekommen und dass sie dem Mann unumschränkte Ejakulationshilfe zu bieten hat (Squirts werden nie auf einen Mann abgespritzt, sie verlieren sich im Raum oder auf einer Glasscheibe!). Doch wird durch diese Darbietung, so unverhüllt sie auch geschieht, der männliche Orgasmusprozess nicht erkennbar. Dazu ist es demütigend für die Frau, dass ihr Gesicht mit Sperma bespritzt wird: Dem Orgasmusreflex (gefolgt von einigen Muskelzuckungen der Prostata) können durchaus einige Ejakulationen vorangehen, wie wir das sehr ausführlich beschrieben und nachgewiesen haben im *Den Geheimcode des Körpers kennen*. Jeder Mann kann diesen Evidenz basierten Vorgang an sich selbst erproben. Es ist einfach eine Frage der Nervenverkabelungen: Dieser Orgasmusreflex, derjenige also, der beim sogenannten vorzeitigen Erguss frühzeitig kommt (weil der Mann sich nicht wohl in seinem Körper fühlt – in seinem Kopf möchte er langsam kommen, aber sein Körper möchte den Akt möglichst schnell hinter sich werfen). Dieser Orgasmusreflex also kann im Grunde genommen auf unbeschränkte Zeit hinausgezögert werden (eine, vielleicht zwei Stunden mit Pausen dazwischen, aber übertreiben wir nicht), vorausgesetzt, der Mann hat gelernt, das Vorfeld seines *Point-of-no-Return,* der ihn unweigerlich zum Reflex führt, auszuloten. Vergeblich sucht man diese anatomische Offensichtlichkeit im Porno, wo der Reflex z. B. durch eine Viagradosis, die die Erektion verlängert, gewiss hinausgezögert werden kann. Doch sobald der Mann „kommt", sieht man jedoch immer gleichzeitig Ejakulationen, verbunden mit einem Orgasmusreflex, und schon ist die Szene zu Ende. Nie sieht man im Porno einen Mann, der sachte ejakuliert und dabei seinen Orgasmusreflex zurückbehält, sodass er nach dem (relativ geringen) Samenerguss behutsam weitermachen kann. Im Porno wird immer die volle Ejakulation, verbunden mit einem Reflex, der den Lustabfall auslöst, dargestellt. Statt dass der Pornogucker an einem hinausgezögerten Orgasmusreflex etwas Interessantes lernt, das er selber anwenden könnte, wird er nach der Pornoejakulation sogleich die nächste Sequenz anklicken und, wenn er süchtig geworden ist, Stunden lang so weitermachen.

Was nämlich ein erfülltes Sexualleben bereichern kann, ist die Fähigkeit des Mannes, den Orgasmusreflex (immer gefolgt von einem Spannungsabfall und einem Lustverlust) von den vorher eventuell auftretenden Ergüssen (die die Lust nicht zum Erliegen bringen) zu trennen und dadurch seine Männlichkeit zu stählen.[11] Im total behavioristischen Pornogehege ist es freilich unmöglich, dieses Phänomen zu zeigen.

---

[11]Long, B. (2002). *Faire l'Amour de manière divine.* Paris: ALTESS und mein *Den Geheimcode des Körpers kennen.*

Jeder Bursche kann durch Masturbationsübungen lernen, seinen Orgasmusreflex hinauszuzögern, ihn zu zähmen, sich von ihm nicht beherrschen zu lassen, und zwar ganz alleine, auf seine Körpergefühle konzentriert. Dazu braucht
er keinen Aufgeilfilm, der allerhöchstens ablenkendes Bildgeflimmer in seinem Neokortex aktiviert, das ihn von seinem tieferen Körpergespür ablenkt. Er
braucht auch keine Sexexpertin, die es anscheinend fertigbringen soll, wie in den
amerikanischen Sexromanen immer wieder behauptet wird, den Mann bis vor
den *Point-of-no-Return* zu bringen, um ihn dann zappeln zu lassen. Es gibt da
gar nichts zu zappeln. Auch ist es schwer vorstellbar, wie eine Frau von außen
die Peniserregung zuverlässig spüren soll, sodass sie kurz vor dem *Point-of-no-
Return* ihr Techtelmechtel genau zum richtigen Zeitpunkt abstellt. Sobald der
Mann – nur er kann die Peniserregung zuverlässig in sich spüren – zum zweiten Mal hintereinander nahe an den *Point-of-no-Return* herankommt (beim ersten
Mal spürt der Mann in der Tat ein ungewöhnliches, fast unangenehmes Zerren),
entsteht eine Körperschwingung, mit der der Orgasmusreflex transzendiert und
überwunden wird. Auf den Reflex kommt es letztlich nicht mehr an! Es liegt ein
weiterer verheerender Mythos in der Psychoanalyse, wonach die Liebhaber beim
Sexualakt noch ein drittes Element, ihr Neokortexgeflimmer benötigen, um Spaß
zu bekommen. Auf diesen Fehlschluss ist es zurückzuführen, dass Sexologen den
Paaren mit Libidoproblemen empfehlen, sich vor dem Liebesakt durch Porno
oder eine sonstige Anmache aufgeilen zu lassen (statt dass sie der Frau suggerie-
ren, zuerst einmal die Pille abzusetzen, damit sich ihre Libido wieder aufbauen
kann).

Neuere Neurowissenschaften, wie jene von A. Damasio, *The Other Self,* zeigen eindrücklich auf, dass das Gehirn bildlich gesprochen zwei Arten von „Multi-
plexkinos" in den verschiedenen Gehirnschichten unterhält: einmal die Schichten
im Neokortex, die uns ermöglichen, in die Vergangenheit einzutauchen oder sich
eine Zukunft auszumalen. Sie sind vornehmlich an das Gesichtsfeld, das Gehör
und die anderen nach außen gerichteten Sinnesorgane gebunden. Mit diesen
Wahrnehmungen kann man die Gegenwart nicht nur auf neue Weise genießen,
man kann dank der von ihnen gemachten Bilder im Gehirn ebenso aus der Gegenwart ausbrechen – das ist sehr nützlich zur Planung, aber vereitelt uns oft die
volle Hingabe zur Gegenwart, in sie ganz einzutauchen. Dann der innere „Multiplex", die innere Wahrnehmung: Sie bildet sämtliche (inneren) Körperzustände
ab, so z. B. Schmerz und Lust, Gefühle des Wohlbefindens, des Durchatmens,
oder des Leidens, verursacht durch eine bestimmte Körperstelle oder psychische
Beschwerden. Auch gewisse Emotionen, so unliebsam ein Wutanfall auch sein
mag, holen uns unweigerlich in die Gegenwart zurück, wo wir dann versuchen,

mit dieser Störemotion umzugehen, falls wir uns ihrer bewusst sind. Hier findet dann der eigentliche Kampf um die Gegenwart statt. Der äußere Multiplex verschüttet den inneren allzu oft. Nur in der Gegenwart verweilend und nur instinktiv auf das Vergangene und Zukünftige bezogen, wären wir wie ein Tier. Nur mit unserem das Bewusstsein erzeugenden Neokortex, aber ohne Sinneswahrnehmungen, erlebten wir keine Gegenwart mehr wie ein Computer! Es ist banal, aber doch erstaunlich, dass wir weder vergangene Schmerz- noch Lustzustände in uns reaktivieren können. Wir haben jeweils nur dank der äußeren Sinneswahrnehmung, die dem Kontinuum von Schmerz und Lust eine Bühne bietet, eine Ahnung davon. Diese Zustände werden eben nicht so im Gehirn abgebildet, dass wir sie bildhaft aus der Vergangenheit in die Gegenwart holen könnten. Mütter vergessen die Geburtsschmerzen, sie verschwinden durch die Freude am Kind und beim Stillen. Es bleiben Freude und Hoffnung auf das Zukünftige, wenn wir uns an Schönes erinnern, die Hoffnung, die damals in uns war, wir aber erst in der Gegenwart richtig spüren. Könnten Mütter vergangene Gebärschmerzen beliebig im Gehirn abrufen und aktualisieren, so würden wohl einige unter ihnen keine zweite Geburt mehr haben wollen! Bei Lustzuständen verhält es sich analog: Könnten wir sie beliebig im Gehirn abrufen, würde es die Sucht, den zwanghaften Zugriff auf immer mehr, das von außen kommt, nicht geben![12]

Aus dem schematisch Dargelegten darf vermutet werden, dass die innere, nicht bildlich gespeicherte Wahrnehmung der *Anima* im jungschen Sinne nahekommt, während die nach außen gerichtete Wahrnehmung eher dem *Animus* assoziiert werden kann. Natürlich sind beide inniglich ineinander verwoben. Eine andere Sexualität, die der *Anima* mehr Gewicht gibt, bedeutet für den Mann, dass er seine innere Wahrnehmung entwickeln muss, seine *Anima* also, durch vermehrtes Gespür auf seinen Körper zu achten, auch durch Mitgehen mit seinen Körperreaktionen.[13] Diesen Lernprozess kann er durch Yoga fördern, aber auch durch Musik, Sport usw. Bei Frauen kann dieser Achtsamkeitsprozess durch das Praktizieren der Symptothermie eingeübt werden, wobei die Zyklusbeobachtung gleichzeitig eine starke *Animus*-Komponente entwickelt.

Diese *Anima*-zentrierte Art der Sexualität ist immer noch sehr unbekannt. Sie wird zudem verschleiert durch allerlei Tantra-Trari-Trara, das sich jeweils als das ultimative Sexerlebnis ausgibt. Wenn aber zum symptothermalen Beobachten hinzu die Mädels lernten, besser mit der inneren Wahrnehmung umzugehen, die

---

[12]Gewisse Frauen berichten von orgastischen Gefühlen während des Gebärvorgangs.

[13]A.a.O., mein: *Den Geheimcode des Körpers kennen, S. 265 ff.*

sich auch im Gesang offenbart, der nicht mehr genug praktiziert wird in unseren Schulen, wären die Jugendlichen weniger dazu veranlasst, ihr existenzielles Unwohlsein in Saufgelagen, Cannabis- und Junkfoodkonsum zu verdrängen. Vor allem sobald die Jungs begriffen haben, was es mit dem männlichen Orgasmusreflex auf sich hat, den sie einer Zucht unterwerfen können, um es zu einer gewissen Meisterschaft zu bringen, entwickeln sie ein ganz anderes Männermodell als dasjenige der Pornogecken, die es nur darauf abgesehen haben, durch die Angeberei der Spermaspritzer die innere Wahrnehmungsebene und sich selbst zu vergessen und damit Unlustgefühle zu überdecken.

In den Gesangschören der Schulen sind die Jungs in der großen Minderheit verglichen mit den Mädels. Weshalb sollte man an den Schulen nicht mehr die Chöre junger Männer fördern oder jene Chöre, in denen die Jungs besonders geschätzt werden, damit sie dort ihre *Anima* ausloten und doch gleichzeitig im Bass oder Tenor ihre Männlichkeit verankern lernen? Das tönt jetzt sehr traditionalistisch. Der Gesangsstil muss aber nicht klassisch bleiben!

Bei der Frau wird der Orgasmusreflex auf die verschiedensten Weisen ausgelöst, wenn er überhaupt ausgelöst wird. Da die Frau nicht unweigerlich durch ein biologisches Reflexschema dem männlichen *Point-of-no-Return* ausgeliefert ist, ist es für sie leichter, die Zone vor dem Orgasmusreflex über eine längere Zeit auszuloten. Was bei ihr veranlagungsbedingt abläuft, muss der Mann zuallererst lernen. Damit verstehen wir endlich, weshalb für sie der Orgasmusreflex nicht das Hauptereignis ist oder sein muss. Dieses Phänomen ignorieren die meisten Frauenmagazine. Sie gaukeln den Frauen vor, sie müssten so regelmäßig kommen wie die Männer, sonst wären sie Defizitobjekte. Aber all diese hechelnden Pornofrauen, die „multiple Orgasmen" vortäuschen, sind reine Männeranmache und entsprechen keiner paarbezogenen Wirklichkeit.

Die im Porno ganz selten dargestellten echten weiblichen Orgasmusreflexe können leicht erkannt werden, vorausgesetzt, die Kamera zeigt nach dem Reflex das Gesicht der Frau. Sofern auf ihrem Gesicht eine Emotion erkennbar wird, meistens eine leichte Scham, weil sie durch den Reflex ihr Inneres preisgegeben hat, war es mit großer Wahrscheinlichkeit ein echter Orgasmusreflex. Das Zuschauerauge wird durch diese nachträgliche Emotion stärker berührt als durch die ganze vorangegangene Hektik. Schaut sie hingegen mit leerem Blick in die Welt, ohne Glanz in den Augen, irgendeine obszöne Floskel von sich gebend, dann war es mit Sicherheit ein vorgetäuschter Orgasmus. Inzwischen haben dieses Echtheitsdefizit verschiedene Pornoproduzenten begriffen, die versuchen, der Weiblichkeit noch ein paar Gefühle der Verliebtheit zuzuordnen, bevor es losgeht.

Alles in allem kennen die Frauen dieselben anatomischen Abläufe wie die Männer, nur dass ihre Reaktionen langsamer vonstatten gehen, aber manchmal auch intensiver sind. Und es ist nicht die Verhütungspille, die sie ganz von ihrem Zyklusgeschehen abgekoppelt hat, und die dadurch die Libido erhöhen würde, im Gegenteil. Die Pille befreit sie allerhöchstens von der Angst vor einer ungewünschten Schwangerschaft. Doch um diese jahrtausendealte Angst zu überwinden, braucht sie keine Verhütungshormone, die *die Angst lediglich durch eine Verneinung ihres fruchtbaren Potenzials übertünchen.* Nach einer gewissen Angewöhnungszeit mag sogar eine Art perverse Hormonabhängigkeit entstehen, verbunden mit einer neuen Angst, keine Pille mehr zu bekommen, ohne Rettungsgürtel schwimmen zu müssen.[14] Doch schwimmen kann jede Frau lernen! Mit der symptothermalen Methode braucht es diese Hormone nicht mehr. Ganz abgesehen von den unschönen Hormonnebenwirkungen kommen Frustrationen hoch, sobald die Frau die Pille während Monaten „nicht mehr amortisiert", d. h. umsonst schluckt, weil kein zuverlässiger Partner zur Stelle ist. Wie soll sie mit dieser anderen Art von Angst umgehen? Es reicht für sie vollends, schwimmen zu lernen, d. h. den Da-Vinci-Code der eigenen Fruchtbarkeit dank der Symptothermie zu erlernen, um ihre Weiblichkeit ins Lot zu bringen in einer Gesellschaft, in der wir von Sexsüchtigen à la Dominique Strauss-Kahn regiert werden.

Den Frauen fehlen hingegen diese Ejakulationsspritzer. Dadurch wird ein Geschlechtsunterschied klar belegt: Mädchen brauchen nicht regelmäßig „zu spritzen", mit Ejakulationen aus dem vermeintlichen G-Punkt. Solche Sekrete entstammen allenfalls einer für die Frau nicht immer so angenehmen Überproduktion der Skene- und der Bartholinischen Drüsen. Und die Jungs brauchen keine „multiple Orgasmen" nacheinander zu haben, um mit jenen Sexmenschen im Porno mitzuhalten. Es gilt vielmehr zu verstehen, dass die menschliche Sexualität auf komplementäre, aber gleichwertige Polarität ausgerichtet ist. Gleichgeschlechtliche Sexualität besitzt diese komplementäre Polarität nicht, was noch kein Grund ist, diese andere Sexualität gering zu schätzen. Wir sind darauf kurz im Kap. 3, Frage 9, eingegangen und kommen darauf am Schluss dieser Arbeit zurück.

---

[14]Dazu neuerdings den Erlebnisbericht einer Frau, Holly Grigg–Spall, die das Pillenschema durchschaut und anprangert: Grigg-Spall, H. (2014). *Sweetening the Pill, How We Got Hooked on Hormonal Birth Control.* London: Zero Books. Zusammenfassung auf http://blog.sympto.org/cest-dans-lair/hormonale-verhutung-die-feinere-art-der-unterdruckung/#sthash.0ukRnBzc.dpbs.

Ich habe noch keinen Pornofilm mit Menstruationsblut gesehen oder mit Zervikalschleim. Das Menstruationsblut steht ohnehin auf der *No-No-Liste* von Youporn, ist mit dem Verbot belegt. Der Zervikalschleim, jenes Lebenselixier für die Spermien, ist in den Pornomilieus offensichtlich unbekannt. Er hat mit jener weißen Béchamelsoße, die aus der Scheide fließt, wohin sie vor den Aufnahmen hineingetrichtert wurde, nichts gemeinsam, soll einmal mehr einen Überraschungseffekt erzeugen. Das Mädchen lernt dort also nichts über sein Lebenselixier, das sich während den fruchtbaren Tagen in den verschiedensten Schattierungen, Qualitätsunterschieden und Farbnuancen offenbart. Im Porno gibt es keine fruchtbaren Tage. Das Ätzende am Porno ist seine Sterilität. Aber dessen muss man sich auch zuerst richtig bewusst werden. In einer Gesellschaft, die das Zyklusgeschehen systematisch ausblendet, weil sie mit ihm keinen aufgeklärten Umgang finden wollte, ist dieser Bewusstseinsprozess noch gar nicht in Gang gekommen.

Auf dem Backend von sympto werden wir regelmäßig mit der Angst der Pillenabsetzerinnen konfrontiert: Sie befürchten, dass ohne Pille ein drastischer Haarausfall einsetzen werde, begleitet von Akne-Ausbrüchen! Die Frau, die uns ihre Befürchtungen anvertraut, ist 34 Jahre und hat nach 21 Pillenjahren immer noch Angst wie eine 13-Jährige vor ihren Pickeln. Sie glaubt allen Ernstes, dass die Pille die Haare verschönere und sucht verzweifelt nach einem Grund, um die Pille weiter zu schlucken und um ja nicht auf ihren Körper zu hören.

Ein Informatiker fragte mich einmal völlig naiv und ohne jeglichen Hintergedanken, ob die Verhütungshormone der Popularität des Pornos dienlich waren. Je mehr ich darüber nachdachte, desto plausibler schien mir diese Vermutung. Hier die Geschichte: Ohne Einverständnis des Stiftungsrates, der hierüber ergo nicht informiert wurde, habe ich mit dem Webmaster unsere Lernvideos von sympto.org auf Youporn ins Kapitel *Instructional* gesetzt. Sie sind auch 2015 noch unter „contraception naturelle" dort aufzufinden! Nebenbei bemerkt wurden wir noch selten so freundlich von einer fremden Organisation begrüßt – das scheinen ja völlig normale Frauen zu sein – und ermuntert wie bei Youporn: „Hi Harri, thanks for your email. We are not worried about problems with your content. We are optimistic that it will be well received. Once you get your uploading link feel free to send us as many clips as you like." Der Youporn-Service wird von sehr zuvorkommenden, vielleicht sogar attraktiven Frauen bedient! Leider hatten wir mit unseren Lernvideos keinen Durchbruch, konnten deshalb kein anderes Frauenbild aufbauen. Hingegen wurde der Aufschaltungsversuch unseres Clips „Pill kills" abrupt abgebrochen: „Unfortunately, we are going to have to pass on clip ‚Pill Kills'. It is a little too controversial for our site (sic!). We would expect that there will be an outcry from those who would disagree, and we don't want to be put in the middle", antwortete mir eine andere Frau taktvoll. Taktvoll oder nicht, der praktische Beweis ist hiermit erbracht, wonach der Porn ein indirekter Pillenförderer ist und umgekehrt, die Pille die Ausgangslage für den Porno, ja die notwendige Bedingung für die Entwicklung der Pornographie, sodass die symptothermale Methode eine echte Gefahr darstellt und Millionen von Pornoguckern zu einem Aufschrei *(outcry)* hinreißen würde![15]

Die wissenschaftlichen Recherchen über die Pornographie sind noch völlige Randerscheinungen im Mediendiskurs. Die Wissenschaftler wollen ihren akademischen Diskurs und ihr Amt nicht mit einer Pornoanalyse verunreinigen, und die ehrwürdigen Gesundheitspolitiker getrauen sich schon gar nicht dorthin. Weshalb werden auch die Geschäftsbeziehungen in der Pornoindustrie so geheim gehalten? Wie mischt z. B. die Mafia mit?

5.3   Scham- und Schuldgefühle: Wo sind sie geblieben?

Die Tertiärprävention des evangelikalen Pastors (Kap. 3), also seine Pornosuchttherapie, arbeitet, wie wir im Kap. 3 gesehen haben, hauptsächlich mit den Gefühlen der Schuld und der Scham. Ein schlecht verarbeitetes Schuld- und Schamgefühl kann in den Rückfall führen und sogar eine Suchtspirale fördern. Die große Vertreibung dieser Gefühle durch das gesellschaftliche „Alles ist erlaubt" lässt aber andere Gefühle hochkommen, Gefühle der Minderwertigkeit und der Frustration: bei den Mädchen das Gefühl, nicht schön oder sexy genug, ja nichts wert zu sein. Dieses Verschwinden der Schuldgefühle in Sachen Sex wird in den deutschen Manualen nur ganz am Rande erwähnt. Man müsste zur Problematik der Scham eine längere Überlegung anstellen und aufzeigen, dass, wenn die Sexualität auf Teufel komm' raus jeglicher Schuld und Scham entledigt wird – werden soll –, diese beiden Gefühle in anderen Lebenszusammenhängen wieder auftauchen und die Psyche belagern. Neuestens im digitalen Mob, multipliziert durch Google, allgegenwärtig im Internet. Auch zeigt eine neuere deutsche

---

[15]Das wäre mit Abstand die beste Symptothermal-Werbung!

Studie, dass die Gefühle der Scham und der Beschämung bei den Jugendlichen gerade auch im Sexualunterricht zentral sind.[16]

Bezeichnend ist, dass der Porno sowohl aufgeilt als auch Ekel erregt. Beim Jungen wirkt das Moment des Aufgeilens angesichts auch seiner größeren Neugierde stärker als der Ekel. Beim Mädchen verhält es sich gerade umgekehrt. Mann und Frau sind nie gleich vor dem Porno. Eine mögliche Erklärung wäre: Die Animus-Seite beim Mann geht in archaische Gehirnschichten hinein, ist mit dem Reptilhirn eng verknüpft. Er ist dem visuellen Sexualreiz schutzlos ausgeliefert, der sich aber schnell abflacht, wie etwa bei der Einnahme einer harten Droge. Deshalb entsteht dieser unwiderstehliche Drang, immer stärkere Reize zu suchen, um diesen anfänglichen Kick der „tierisch" rohen Sexualerregung wieder erleben zu können. Bei der Frau ist diese Animus-Seite wegen ihrer biologischen Verfassung weniger ausgebildet. Ihre *Anima* hingegen will ihre Fruchtbarkeit schützen, die Frau reagiert vorab eher mit Ekel. Um diesen Ekel loszuwerden, findet sie den Porno ganz einfach „total lächerlich". Es ist wahrscheinlich, dass Pillenfrauen in Bezug auf diese in der Fruchtbarkeit verankerten Ekelgefühle abgebrüht werden und deshalb der Pornosucht ähnlich ausgeliefert sind wie die Jungs. Unser Pilotprojektvorschlag mit den beiden jugendlichen Kohorten zwischen 13 und 15 wüsste hierüber Aufschluss zu erteilen. Die neurowissenschaftliche Beschreibung dieser Erregung würde weitere Erkenntnisse fördern. Auf jeden Fall ist der Ekel nicht das Mittel, um Gefühle von Scham und Schuld zu vertreiben, im Gegenteil. Der Junge, bei dem der Ekel eher ins Unterbewusstsein abgeschoben wurde, wird ein tief greifendes Schuldgefühl in sich herumtragen, das auf einem anderen Weg eine Suchtspirale auslösen kann. Man kann Jungs, die sich für ihre Masturbationsbedürfnisse schämen, lange beschwichtigen, dass daran nichts Schlimmes sei. Ihr Problem ist nicht deswegen schon gelöst: Der Trost, den sie suchen, liegt viel tiefer.

---

[16]Blumenthal, S.-F. (2014). *Scham in der schulischen Sexualaufklärung: eine pädagogische Ethnographie des Gymnasialunterrichts*, Wiesbaden: Springer. Im Kap. 3 werden einige erschütternde Fallbeispiele aus der sexualpädagogischen Praxis analysiert. Leider werden die jeweiligen Inhalte der Sexualkunde nicht kritisch diskutiert; es wird lediglich die Art und Weise, wie die Lehrenden unbewusst die SchülerInnen beschämen und umgekehrt, die SchülerInnen ihre Lehrenden, ausführlich dargestellt! Die Schamgefühle stehen nicht nur dieser Studie, sondern generell bei den Jugendlichen, völlig im Zentrum der Persönlichkeitsentwicklung.

5.4   *Size matters:* **Können Sexualorgane erweitert werden?**

Dieses Kapitel muss angesichts dessen, was wir in *Den Geheimcode des Körpers kennen* ausgeführt haben, auch sehr kurz ausfallen: David, der Held im Clip sexwecan.at, befindet sich, als er zum Pinkeln geht, plötzlich ganz alleine vor drei WC-Türen: Auf der ersten Türe steht „Metrosexuell" auf der zweiten „Homosexuell" und auf der dritten „Heterosexuell". Die Sequenz ist gut gelungen und drollig. David zögert anfangs, aber schließlich geht er zu den Heterosexuellen. Dort trifft er auf seinen alten Kumpel. Beide stehen mit dem Rücken zum Beobachter vor ihrer Urinschüssel und unterhalten sich beim Pinkeln lebhaft über die Penisgröße: Eine stets wiederkehrende Sorge aller Jungs – und Männer, die vor dem Porno sitzen.

Ganz bezeichnend ist, dass der Mann in sämtlichen Zivilisationen immer mit einem verdeckten Penis in der Öffentlichkeit auftritt. Dadurch werden peinliche Peniswettbewerbe vermieden. Die Größe der Erektion könnte allenfalls zum Sozialprestige aufsteigen, was sie ja im Porno tatsächlich geworden ist. Die öffentlichen griechischen und römischen Statuen blieben diesbezüglich eher diskret. Der Penis ist dort überdurchschnittlich kurz dargestellt und hängt, vielleicht auch aus ästhetischen Gründen, nie über die Hoden hinaus. Auf gewissen griechischen Privatvasen findet man vielleicht einige längere Stücke, z. B. bei der Dauererektion von Priapen. Im Allgemeinen bleibt die Penisgröße in der Abendländischen Kunst auch bei Erosfiguren eher bescheiden, unauffällig, unbedrohlich. Eine jahrtausendealte männliche Schamkultur hat sich in diesem Bereich aufrecht erhalten. Damit ist nun Schluss. Seit dem Erscheinen der Pornovideos in den Siebzigerjahren hat sich ein heimtückischer, planetarischer Kriegsruf *size matters* ausgebreitet, der seither die Männerwelt verunsichert. Welcher Mann würde nicht eine dieser auf Internet, insbesondere auf den Pornoportalen angepriesenen Methoden einfach nur mal ausprobieren, wenn sie auf ihre Weise so erfolgreich wären wie Viagra. Nur um die Neugierde zu befriedigen. Auch du, lieber Leser, würdest es versuchen.

Leider scheinen alle möglichen Methoden den Beweis zu erhärten, dass sich der Penis durch eine zweifelhafte Operation nicht mehr als mickrige 2 cm verlängern lässt. Pillen bringen schon gar nichts in dieser Hinsicht, obwohl unzählige Marken davon im Internet feilgeboten werden und solches frech behaupten. Dabei bewirken die Langzeitfolgen einer Operation meist das Gegenteil: einen kaum größeren, aber dafür entstellten Penis.

Ich wurde in diesem Zusammenhang, der mich nie in meinem Leben irgendwie beunruhigte, vor rund 5 Jahren plötzlich aus meiner Abgeklärtheit aufgeschreckt: Im Westschweizer Radio wurde wider Erwarten eine Sendung zu diesem Thema ausgestrahlt. Namhafte Urologen kamen zu Wort und versuchten darzulegen, weshalb die meisten Männer mit ihrem besten Stück so unzufrieden sind. Einer dieser Spezialärzte trat, ohne sich dessen bewusst zu werden, plötzlich voll in den Fettnapf: „Die Penisgröße nimmt ab 45 alle 10 Jahre um 2 cm ab." Das war sein Statement. Bislang glaubte ich immer, über diese primitiven und lächerlichen Umtriebe erhaben zu sein. Diese Aussage war aber ein Frontalangriff auf mein Männerego. Damals, als ich bei der Palliativpflege ältere terminalkranke Männer durchaus nackt zu Gesicht bekam, ist mir in dieser Hinsicht nichts Besonderes aufgefallen, das diese Behauptung hätte erhärten können. Aber jetzt musste ich diesem Statement nachgehen.

Gewiss führt die Abnahme des Testosterons sowie die geringere Häufigkeit der Sexualkontakte mit zunehmendem Alter dazu, dass der Penis nicht mehr wie 20 bleibt. Ganz aufgeregt erwartete ich anderntags unsere Boulevardzeitung *Le Matin* mit der Großankündigung auf der Titelseite „Penis wird alle 10 Jahre 2 cm kürzer". Nichts dergleichen. Hingegen fand ich im Internet eine einzige glaubhafte (deutsche) Seite zu diesem Thema – penisplus.com –, wo ich mir eine Art Folterinstrument erstand, das aber nach ein paar Monaten zumindest die Operation für die 2 cm starke Penisverlängerung überflüssig machte. Vorausgesetzt, du gehst mit deinem Körper behutsam um und übertreibst nichts, ist es tatsächlich möglich, nach 4-jährigen Fakir-Übungen (deren Schmerzen du als eine Art Opus-Dei-Bußgürtel, ein Cilicium, spirituell überbauen kannst) etwas mehr als 2 cm Länge anzusetzen und etwas mehr Dicke zu erhalten. Das Leidensopfer ist nicht unerheblich. Ebenso wenig dürfen die Risiken dieses täglich wiederholten Experimentes nicht unterschätzt werden. Wäre ja höchst peinlich, wenn du in die Notaufnahme müsstest wegen einer absterbenden Peniseichel, da diese aufgrund der Strangulation der Schlinge zu wenig Blut bekommen hatte. Eine chronische Blasenentzündung setzte diesem Experiment ein jähes Ende …

Weshalb musste dieses peinliche Thema aufgeworfen werden? Ich befinde mich immer noch im Rahmen der Sexualaufklärung, bei der es um eine möglichst Anmache-neutrale Wahrheit geht. Ich bin überzeugt, dass diese Information einen Schutzfaktor für die Jungs beinhaltet, und ihnen den Porno noch lächerlicher erscheinen lässt, als er es eh schon ist. Auch für den Sexsüchtigen ist dieses Wissen vielleicht eine Hilfe: Statt stundenlang den Kontaktsites nachzuklicken, um den nächsten Sexkick zu bekommen, kann es für ihn eine Therapie sein, seine Peniseichel unter Kontrolle zu bringen, den Körper zu spüren, statt Vorstellungen nachzurennen. Wir folgen bei der Enthüllung dieses Wissens ganz der Methodik von sexwecan.at, die nicht nur den Jüngling im Visier hat, sondern den Pädagogen, den Erwachsenen generell, sowie sein männliches Sexualleben.

Wir bringen diese Information hier erst recht hervor in Anbetracht der in der Sexualaufklärungsliteratur intensiv geführten Auseinandersetzung mit den Schönheitsoperationen, die je länger je mehr von immer jüngeren Frauen verlangt werden. Von der Botox-Lippe bis zum Stutzen einer kleinen Schamlippe kommen so ziemlich alle Körperteile dran. Die Pornographie ist natürlich eine sehr starke Ursache, die diesen Markt ins Kraut schießen lässt. Immerhin können die Männer mit ihrem penisplus.com den Schönheitschirurgen eine Fratze schneiden ...

Hiermit endet unsere noch ausbaubedürftige primärpräventive Sexualaufklärung, gemeint ist die aufrichtige Vermittlung von Aufklärungsbotschaften über die Sexualität im Zeitalter der Pornographie.

5.5 Die Archetypen der Pornographie

Ich beschließe meine Überlegungen mit einem längeren sexualanthropologischen Exkurs. Dieser kann nicht die gleiche verbindliche Wissenschaftlichkeit beanspruchen wie vorige Ausführungen. Dennoch lassen sich *en passant* andere psychische Schutzfaktoren aufbauen. Vor allem wird den Erwachsenen ein neues Interpretationsschema angeboten, das ihnen hilft, zur Pornographie Distanz zu gewinnen. Auch werden wir zum Schluss unsere Position hinsichtlich der homosexuellen Pornographie darlegen.

Der Porno ist eine Riesenohrfeige an die jüdisch-christlich-islamische Leibesverachtung[17]. Der Koitus Interruptus bei Onan im Alten Testament (Gen. 38.9), der seinen Samen nicht der Frau geben will, die er heiraten sollte, der ihr also seine Fruchtbarkeit vorenthält und seinen Penis vorzeitig aus der Scheide zieht, sodass sein Sperma auf den Boden fällt, ist ein *negativer* Archetyp des wilden Mannes im sonst grundsätzlich positiven „wilden" Mann-Archetyp einer anderen Bibelfigur: Nach Pater Anselm Grün ist das sage und schreibe Johannes der Täufer, auf den wir danach zurückkommen[18]. Onan, der männliche Anti-Archetyp, dem wir das Wort Onanie verdanken, obwohl er eigentlich mit seinem Rückzieher nicht onaniert (oder vielleicht doch auch), wird zum großen Porno-Urahn,

---

[17]Der Hauptproduzent ist ein christliches Land, die Vereinigten Staaten.
[18]Grün, A. (2008). *Kämpfen und Lieben: Wie Männer zu sich selbst finden*. Münsterschwarzach: Trei-Türme-Verlag, S. 159 ff.

flankiert von den berüchtigten Leuten aus Sodom, die vorbeiziehende Fremde von hinten vergewaltigten, eben sodomisierten, und alles in allem wie Onan nichts Weiteres praktizierten als eine Urmethode der Verhütung. Im Porno zeigt sich auch immer wieder diese archaische und deshalb verpönte Verhütung: Praktisch alle heterosexuellen Pornos (die homosexuellen habe ich nicht untersucht) enden damit, dass der Penis seinen Erguss als sichtbares und spürbares Beweisstück ungeniert auf die Bildfläche schleudert. Die Pornofrau und ihr spermabekleckertes Gesicht findet im Koitus Interruptus, gleichgültig ob vaginal, oral oder anal angefangen, ihre eigentliche Berufung. Darin, dass sie dem Mann zu seinen Ergüssen, den *Cumshots,* verhilft. Gegen gute Bezahlung inszeniert sie sich voller Stolz und mit verführerisch-kindlichem Augenaufschlagen, sofern sie ihre mit Sperma zugepflasterten Augendeckel noch anheben kann. Ab und zu geht eine Ladung voll daneben und fällt irgendwo auf den Boden wie beim Biblischen Onan.

Du kannst das aufregend oder widerlich oder beides finden: Hier wird brutale Rache an der uns Männern über Jahrtausende beleidigenden „Befleckung" geübt. Das in der abendländischen Spiritualität Verpönteste wird nun so richtig zum aller Größten aufgebauscht und ausgereizt. Aus dem Verschmutzen wird eine Art Reinigungsritual. Die Frau darf sich nichts wegwischen, muss alles wie eine Trophäe lächelnd und triumphierend vor die Kamera bringen und, den Penis wie ein Eiscreme zu Ende lutschend, nach noch mehr lechzen. Kurz und bündig: Was du hier siehst, ist das große Zurückschlagen gegen die religiöse Verteufelung der Lebenssäfte.

Dem Porno wird erst dann die Spitze gebrochen, wenn sowohl Sperma wie Lebenselixier der Frau als noble Säfte anerkannt werden. Würde in einem Porno die Frau ihr echtes Lebenselixier (Zervikalschleim) zeigen, was den Mann dazu zwänge, sein Kondom kunstgerecht überzuziehen, und würde der Zuschauer dadurch aufgeklärt, dass die fruchtbaren Tage einen besonderen Schutz brauchen, würde das über tausende von Jahren verachtete, unterdrückte Bedürfnis, diese Säfte zu inszenieren, von selbst verschwinden. Wie weggeblasen wäre dann der Reizeffekt in diesen Darbietungen, und der Mann könnte sich einer wirklich lustvollen Erotik hingeben. Er braucht nicht mehr in die Besessenheit verfallen, in der er sich durch das Besudeln von einem „Besudeln" befreien muss. Vielleicht würde sich aus einem derartigen Porno heraus eine neuartige Filmkunst für die wahre Liebesschule entwickeln. Achtsamkeit, Verweilen, Kommunikation, Emotionen, Schönheit in Filmen, in denen die Zuschauer wirklich aufgeklärt würden, das Paar seine Libido aufbaute und in denen die zarte Erotik und Echtheit über die pure Aufgeilerei und das langweilige Vortäuschen siegte. Sucht man Erotik und Echtheit, kann man auf Pornoportalen lange „herumsurfen". Am ehesten fand ich sie bei geschmeidigen, durchtrainierten, elegant angezogenen Yoga-Akroba-tinnen, ganz ohne sexuellen Anspielungen, nicht auf den Pornoportalen.

Im gegenwärtigen Porno muss die Frau nicht unbedingt die Brave, Unterwür-fige, ja Liebevolle spielen, sie darf ungeniert die „Lustdirne" zur Schau stellen, „Fick mich richtig durch" schreien und, obwohl völlig zugekleckert, nach „spritze noch mehr" verlangen. Hinter dieser dunklen Dämonin verbirgt sich der Arche-typ, und darauf kommt es jetzt an, der durchaus positiv zu wertenden *wilden Frau*. Auch die Frau, die nein sagt zur Pille, um ihre Hormonbewegungen in ihrem Körper und ihre tiefe Weiblichkeit zu spüren, die Frau, die ihre Entschei-dungen trifft, ohne sich von Bayer & Co. vereinnahmen zu lassen, die ihre Lebenslust spüren und ausdrücken will, ist eine wilde Frau im positiven Sinne. Die biblische Tamara liefert hierzu ein aufschlussreiches Beispiel.[19]

Die Geschichte führt uns – wer hätte das gedacht – zurück zum schon erwähn-ten berühmt berüchtigten Onan, zum *Negativbeispiel des wilden Manns*. Der Positivarchetyp des wilden Mannes, auf den wir uns zuvor einlassen müssen, ist nach Anselm Grün wie oben erwähnt, Johannes der Täufer[20]:

> Er (Johannes) lebt in der Wüste, nicht nur unter den wilden Tieren ... In manchen Handschriften heißt es sogar, dass sein Kleid aus Kamelhaar war. Das würde die jüdischen Reinheitsvorschriften verletzen. Aber dieser Johannes ist ausgestiegen aus dem Kreise derer, die sich an die äußeren Gesetze halten ... Und die Kamel-haut zeigt, dass er das Tierische in sich integriert hat, die Vitalität, die Sexualität, die Triebkraft der Tiere. Johannes ist der wilde Mann, der Zugang hat zu allem Wilden in sich und um sich herum. Das Wilde dient ihm als Kraftquelle..., um die Men-schen zur Umkehr aufzurufen.

Die Geschichte der Tamara aus dem Alten Testament

Zurück zum Negativarchetyp: Dieser Onan hätte nun mit Tamara, seiner Schwägerin, ein Kind zeugen sollen, weil sein Bruder, Tamaras Ehemann, gestorben war. Der Tradition gemäß wäre der erste Sohn dieser Schwager-ehe, zwischen Onan und Tamara, der rechtliche Nachfolger des Verstorbe-nen geworden. Dieses Erbgesetz war überlebensnotwendig für die damaligen

---

[19]Grün, A., Jarosch, L.,(2008). *Königin und wilde Frau: lebe, was du bist!* Münster-schwarzach: Vier-Türme-Verlag, S. 169 ff.
[20]A.a.O., S. 153.

Witwen, da die Frauen nur über einen männlichen Nachkommen erbten und außerhalb der Ehe keinerlei Schutz und materielle Sicherheit hatten. Doch nun kommt die Pointe: Onan ließ „den Samen zur Erde fallen und verderben, um seinem Bruder Nachkommen vorzuenthalten" (Gen. 38,9). Als Strafe ließ Gott, so die Bibel, den Erbbetrüger Onan sterben. Da gibt es aber noch einen dritten Bruder des Onan. Der Schwiegervater verspricht Tamara diesen seinen dritten Sohn gesetzeskonform zur Heirat. Danach hielt der Schwiegervater aber nicht Wort. Er fürchtete, dass er auch seinen letzten Sohn verlieren könnte und verstieß deshalb kurzerhand Tamara selbst. Was blieb der aus allen menschlichen Banden Ausgestoßenen in dieser tragischen Lage anderes übrig, als mit List ihre Legitimität als Trägerin der Fruchtbarkeit einzufordern? Sie verkleidete sich als Prostituierte, verhüllte ihr Gesicht und setzte sich an den Wegrand, an dem ihr Schwiegervater vorbeikommen musste. Dieser nahm die Sexgelegenheit wahr und schlug Tamara einen Preis vor – ein Ziegenböcklein. Tamara war damit einverstanden, doch sie wünschte dazu noch ein Pfand, um auf Nummer sicher zu gehen. Sie verlangte den Siegelring mit der Schnur und dem Stab in seiner Hand. Der Schwiegervater willigte ein, verkehrte mit ihr sexuell und ging seiner Wege. Einige Tage später wollte er mit dem versprochenen Ziegenböcklein bei der von ihm nicht erkannten Tamara vorbeikommen, um sie zu bezahlen. Doch niemand wusste, wo sie war. Tamara wurde jedoch unterdessen von fremden Leuten bei eben diesem Schwiegervater beschuldigt, Unzucht mit einem Mann getrieben zu haben und davon schwanger geworden zu sein. Der Schwiegervater machte sich die Sache wieder leicht und urteilte der Tradition gemäß: „Führt sie hinaus! Sie soll verbrannt werden!" (Gen. 38,24). Man schleppte Tamara vor den Schwiegervater: Ihm hielt sie nun seinen eigenen Siegelring und seinen Stab vor die Augen. Da fiel es ihm wie Schuppen von den Augen: „Sie ist mir gegenüber im Recht, weil ich ihr meinen dritten Sohn nicht zum Mann gegeben habe." (Gen. 38,26). Tamara gebar danach Zwillinge – von ihrem Schwiegervater! Und ihr wurde vom Evangelisten Matthäus sogar im Stammbaum von Jesu ein unersetzlich wichtiger Ehrenplatz Israels zugewiesen.

Tamara bedeutet „Dattelpalme", das eigentliche Urbild des Lebens im alten Israel. Von diesem Lebensstrom wird Tamara durch den Schwiegervater, der seiner Pflicht nicht nachkommt, abgeschnitten. Sie muss sich deshalb mit List gegen jegliche Moralvorstellung durchsetzen. Da ist die Angst des Mannes vor der Frau, seine typische Reaktion, die Frau einfach wegzuschicken. „Er gibt sich gegen außen hin als der Stärkere. Doch zugleich braucht der Mann die Frau, um seine Sexualität auszuleben. Er geht zu ihr, als er sie für eine Prostituierte hält. Die Bibel verzichtet hier auf das Moralisieren … Tamara ist eine sehr selbstbewusste Frau, die sich mit List aus der Not heraushilft. Die List ist immer das Mittel der nach außen hin Schwächeren. In der List macht die Frau die bestehenden Machtverhältnisse lächerlich. … Tamara hat ihren Körper eingesetzt, um ihr Recht zu bekommen. Und sie hat gesiegt"[21], so der Dominikaner Pater Anselm Grün. Das Leben siegt im positiven Archetyp der wilden Frau – im negativen Archetyp der *Fuckee* wird das Leben gerade verneint. Hinter dem, was heute als Hexe oder Zicke zum Vorbild hochstilisiert wird, steht häufig die positive wilde Frau, die zu sich und zum Leben steht. Im auf möglichst viel Geilheit ausgerichteten Getue der sterilen Pornofrau wird dieser Archetyp jedoch verfehlt, übertrieben, pervertiert. Dabei soll der Wilde-Frau-Archetyp das Potenzial der ungebändigten und ungehemmten Lebensenergie, das in jeder Frau liegt, wecken und entfalten. Dank dieses Potenzials wird auch das Gebären für die Mutter zu einem wahrhaftigen Lebenshöhepunkt.

Hiermit kommen wir zu einem entscheidenden Ergebnis unserer Diskussion pro und kontra Porno. Der Porno hält uns ein Zerrbild der Wirklichkeit vor, er ist die Herausforderung, mit der wir uns selber und mit der körperverachtenden Vergangenheit auseinandersetzen müssen. An jedem Mann, an jeder Frau liegt es, dieses Zerrbild zu entlarven und an dieser Arbeit zu wachsen.

Zurück zur verlorenen Erotik: Für den Mann entsteht die Erotik durch die letztlich auf die mögliche Fruchtbarkeit zurückweisende Schönheit des Weiblichen in allen Schattierungen, eine Schönheit, die nicht alles preisgibt und eine gewisse Scham zur Schau trägt.[22] Ebenso liegt darin etwas Verführerisches und Mysteriöses. Diese Kultur versucht der Porno, in gewissen Clips wieder krampfhaft zu erfinden, doch nur mit dem Ziel, die Pornolitanei etwas aufzufrischen. Nach zwei Minuten Pseudoromantik oder etwas Striptease geht es rasant zur Sache. Es werden alle möglichen Überraschungseffekte ausprobiert und ausgereizt, um den Pornogucker an der Angel zu halten.

Wie verhält es sich mit der Echtheit des Pornoerlebnisses? Genau genommen bürgt die männliche Erektion für die Echtheit der Szene. Das Onan-Schema aber, das darin besteht, dass der Mann sich zu Ende masturbiert bzw. sich von der Frau zu Ende masturbieren lässt und den Erguss auf die Frau ausschüttet, verliert sehr bald an Originalität, aber nicht unbedingt an Verführungsreizen. Von daher kommt es, dass Männer mit angeschlagener Selbstliebe und mangelnder Anerkennung täglich auf diese Seiten zurückfallen, um ständig Extremeres zu suchen. Der

---

[21]A.a.O., S. 172.

[22]vgl. oben Bonnet, G. (2003). *Défi à la pudeur: quand la pornographie devient l'initiation sexuelle des jeunes*. Paris: Albin Michel, und Robert, J (2005). *Le sexe en mal d'amour: de la révolution sexuelle à la régression érotique*. Québec: Editions de l'Homme.

einzige Echtheitsbeweis bleibt im Überraschungseffekt der chaotisch herauskommenden Spermaspritzer. Auf die Dauer lässt dieses Schauspiel im Manne Minderwertigkeitsgefühle aufkommen: Die wenigsten normalen Ejakulationen können sich mit den massiven *Cumshots* auf diesen Clips messen.

Diesbezüglich könnte es jedoch eine kleine Abhilfe geben: Nach verschiedenen Versuchen bin ich im Internet auf „rein pflanzliche" Substanzen gestoßen, mit denen die Quantität sage und schreibe etwas erhöht werden konnte. Ich möchte hier keine Produktewerbung betreiben und zu bedenken geben, dass erhöhte Spermaquantitäten es schwieriger machen, die Zone vor dem *Point-of-no-Return* auszuloten und zu beherrschen. Mehr Spermaflüssigkeit macht abhängiger vom Orgasmusreflex.

Hatte die Internet-Peepshow erst einmal die Männlichkeit wegen eines vermeintlich zu kleinen Penis erniedrigt, doppelte sie mit der Behauptung nach, wonach Frauen einen Mann, der mehr und weiter spritzt, mehr verehren. Jedermann weiß, dass dieser Unsinn aus der Luft gegriffen ist. Doch etliche Männer lassen sich durch dieses infantile „Wer pinkelt weiter"-Spiel aus dem Lot bringen. Im ständigen Hagel dieser Botschaften und Werbeangebote auf den Pornosites glaubt schließlich auch der kritische Besucher, daran müsse etwas dran sein, und schon lässt er sich das Geld aus der Tasche ziehen, „denn schaden kann es ja nicht". Wie das naivste Bübchen wirst du erwischt.

Der Porno ist nicht nur die Retourkutsche für die jüdisch-christlich-islamische Körperverachtung in Bezug auf die Körpersäfte. Er gibt uns auch positive Einsichten: Er macht die feministischen Forderungen nach völlig austauschbaren Rollen in der Gesellschaft zwischen den Geschlechtern gegenstandslos. Was ist heute ein Mann noch wert? Nicht der Mann des Pornos, gemeint ist der Mann, der affektiv oder beruflich am Ende ist, wozu braucht es ihn heute noch, wo die Frauen ihm alle sozialen Stellungen und Berufe streitig machen? In einer Gesellschaft mit von Feministinnen dominierten Gleichberechtigungsbüros, die Männern andauernd in der Presse Vorwürfe machen, die Frauen seien in den „immer noch" durch die „patriarchalen Stereotypen" beherrschten Gesellschaftsstrukturen benachteiligt und könnten deshalb ihre Karriereziele nicht erreichen? Die Frauen würden immer noch weniger Lohn bekommen – obwohl mittlerweile bewiesen ist, dass bei über 50 % aller Paare die Frau mehr verdient als der Mann.[23] Da sind die tief in ihrem Inneren gedemütigten Männer (sie würden es kaum öffentlich

---

[23]Eine westschweizer Wochenzeitschrift (Echomagazine, Nr. 13, S. 19), beruft sich auf eine Studie des Professional Women's Network, die belegt, dass von den höheren Angestellten in Europa, die Frauen sind, 52 % mehr als ihre Partner verdienen, vgl. *Les couples et leur argent* von Aldo Naouri, éd. Odile Jacob, Paris 2016.

zugeben), für die diese Botschaft eine Kriegserklärung geworden ist (ein Grund für verzweifelte junge Männer, sich der Terrormiliz IS anzuschließen). Andere heiraten eine Frau aus patriachalischen, männerdominierten Kulturen, die überzufrieden ist und sich mit ihren Kindern meist sehr gut integriert. Sie hat es dank ihres Ehemannes, ihres Beschützers, geschafft, aus ihrer Armutsfalle auszubrechen. Dazu vermitteln sie ihren Ehemännern das Gefühl, ein richtiges Mannsbild zu sein. Betroffen davon sind nicht ein paar Primitivlinge, sondern 30 % aller Schweizer bzw. Nordeuropäer. Frauen mit doppelten und dreifachen Unidiplomen (und Genderideologien) bleiben auf dem Heiratsmarkt – wie eine Studie von Professor Dr. Hans-Peter Blossfeld (Universität Bamberg) und Dr. Andreas Timm (Universität Bremen) belegt – auf der Strecke. Sie sind für den durch den Mainstream-Feminismus geknebelten Mann (ohne doppelten und dreifachen Unidiplome) nicht mehr attraktiv.[24]

Gewisse reife und intelligente Frauen haben diese feministische Konditionierung durchschaut. Sie sind über 30, haben vielleicht einen Kinderwunsch und verspüren tief in sich, dass sich ihre Weiblichkeit nicht in den männlichen Erfolgs- und Karrierekriterien erschöpft. Diese Ziele werden plötzlich zweitrangig, solange ein Kinderwunsch unerfüllt bleibt.

Der Zwiespalt zwischen der auf Teens abgestimmten Sexualpädagogik (welche soziale Kontexte provisorisch möglichst einklammert, um die biologische Polarität stärker hervortreten zu lassen) und dem feministischen Genderstandard (der diese biologischen Unterschiede gänzlich ausradiert und den sozialen Rollenkonstruktionen zuschreibt) findet eine plausible Auflösung in den Studienergebnissen von Susan Pinkers *Das Geschlechter-Paradox: begabte Mädchen und schwierige Jungs und der wahre Unterschied zwischen den Geschlechtern*[25]: In postmodernen Gesellschaften wie in der Schweiz, Deutschland oder in den nordischen Ländern und Frankreich, sind Sozialräume für alle Frauen vorhanden, gleichgültig ob für homo- oder heterosexuelle, ob sie Kinderwünsche oder eine Kinderabneigung haben. Unter den Ingenieurinnen, Mathematikerinnen und Physikerinnen, welche die „männlichen Stereotypen" ausgehebelt und in diesen Männerburgen erfolgreich Karriere gemacht haben, gibt es eine Minderheit – so Pinker –, die kinderlos bleiben wolle und wie ein Mann am Karriereziel, dem allerhöchsten seiner Lebensziele, festhalte. Dann verbleibt aber die große Mehrheit dieser naturwissenschaftlich hochbegabten Frauen, die eine Familie

---

[24]http://www.single-generation.de/wissenschaft/soziologie/hans_peter_blossfeld.htm.

[25]Deutsche Kindle-Version, im Original: Pinker, S. (2008). *The Sexual paradox: troubled boys and gifted girls*. London: Atlantic Books.

gegründet haben, die zwischen 35 und 45 stehen und die trotz aller beruflichen Aufstiegschancen, trotz aller Genderförderprogramme, die ihnen geboten werden, trotz Kindermädchen, die sie in der Mutterrolle unterstützen, ihre Karriere entweder relativieren oder ganz aufgeben. Als Mütter haben sie neue Welten entdeckt, dazu gehören auch die sinnstiftenden Ehrenämter, die ihnen mehr zusagen als die durch einen eindimensionalen Karrierekampf gesteckten männlichen Machtideale. Sie beschließen, ohne jeglichen „patriarchalen Zwang" in völliger Freiheit, auf ihre Weiblichkeit und ihren Körper horchend, andere Lebensweisen, auf eine reichhaltige Wertepalette verteilt, zu ergründen: Dazu gehören die Werte der menschlichen Beziehungen, der Familie, der Kulturschöpfungen usw.

Pinker hat in ihren Feldstudien nachgewiesen, dass eine begabte Mutter, die ihr Leben meistert, in Freiheit vielfach ganz bieder die (von den Genderideologinnen arg verpönten) traditionellen Frauenrollen einnehmen will, indem sie die Familie mit dem Berufsleben zu vereinbaren versucht. Gewiss, in den meisten Ländern auf der Welt ist den Frauen diese Wahl versperrt. Sie müssen entweder aus Armut arbeiten oder aus religiösen Gründen zu Hause eingesperrt bleiben. Nicht bei uns. Die Journalistinnen und Uniprofessorinnen im Genderbereich malen uns aber immer noch den Teufel an die Wand: Die Frauen seien hin- und hergerissen zwischen Beruf und Familie und könnten deshalb nicht wirklich Karriere machen, trotz ihrer Uniabschlüsse, und zwar wegen der patriarchalisch gebliebenen, sexistischen Sozialstrukturen. Dass das falsch ist, beweisen Pinkers hoch differenzierte, viel zu wenig bekannte, weil störende Genderstudien. Die neue Wahrheit, die ich aus diesem erhellenden Buch entnehme, lässt sich folgendermaßen auf den Punkt bringen: Selbst wenn alle Frauen *uneingeschränkt* Karriere machen könnten (was natürlich utopisch ist, denn auf der Männerseite gab es diese Möglichkeit nie, der Karriere- und Machtkampf – auch unter Frauen – ist unerbittlich), werden die Frauen, die Mütter geworden sind, erneut mehrheitlich die Rollen wählen, die mit der weiblichen Fruchtbarkeit eine Synergie bilden: Sie wenden sich den Pflege-, den Ausbildungs- oder Erziehungsberufen zu, um sich intensiver mit den eigenen Kindern abzugeben. Die durch die Biologie vorgezeichneten Rollenarchetypen holen die Frau wieder ein. Und was soll denn daran schlimm sein, dass unser gesundes Selbstvertrauen von einer bedingungslosen Mutterliebe stammt?

Die Pädagoginnen täten gut daran, den Frauen, die „bedauern", ihre Karriere den Kindern zuliebe „geopfert" zu haben, kein schlechtes Gewissen einzureden. Ein Mann übrigens hätte diese Ausrede bzw. diesen Anklagepunkt nicht. Zum Glück ticken die meisten Frauen nicht nach (postmarxistischen) Genderideologien und lassen sich von dieser veralteten und falschen feministischer Miesmache nicht allzu stark vergraulen. In der Sexualpädagogik ist es deshalb durchaus angebracht, wie auf sexwecan.at, die Hauptbotschaften vor dem Hintergrund der geschlechtlichen Unterschiede zu entwickeln. Ich kann mir vorstellen, dass dieser Zugang von sexwecan.at bei den alteingeschworenen Feministinnen auf schroffe Ablehnung stößt. Den einzigen Vorwurf, den ich den Pädagogen von sexwecan.at mache, ist das Weglassen des Frauenzykluswissens.

Wo und in welchen Institutionen können wir Männer männliche Identifikationsfiguren finden? Ein gewisser Feminismus, wir haben es gesehen, verurteilt jegliche geschlechtsbezogene Rollenaufteilung, die wir Archetypen zuordnen, aufs Schärfste unter dem Vorwand, dass sämtliche Rollen zuungunsten der Frauen „stereotyp" vergeben werden. Staatliche Hilfsprogramme sollten es so weit bringen, dass wir mindestens 50 % Ingenieurinnen, Uniprofessorinnen und Unternehmensführer haben. Eine dumme Frage ist hier berechtigt: Weshalb verlangen diese Feministinnen denn nicht, dass wir Männer auch gebären? Weshalb werden Pflegerollen als minderwertig verschrien, als weibliche „Stereotypen"? Weshalb muss eine Frau eine Karriere wie ein Ingenieur machen, um eine richtig Frau zu sein? Unter dieser grotesken, offen und im Verborgenen immer noch den jungen Mädchen eingetrichterten Sichtweise ist eine Frau erst dann eine Frau, wenn sie die genau gleichen Ambitionen wie der Mann an den Tag legt, wenn sie – unter der Pille – keine hormonellen Symphonien in ihrem Körper mehr verspürt wie der Mann (und im künstlichen Hormonschleier eine entstellte Welt wahrnimmt), wenn der Staat endlich ihre Kindererziehung übernimmt, damit sie den Rücken frei hat, um in der Karriere voranzukommen, wie der Mann. Kurz und gut: Eine Frau ist erst dann wirklich eine Frau, wenn sie wie ein Mann geworden ist.

In dieser verheerenden Genderverwirrung tritt der Porno auf den Plan und macht diesem verdrehten Feminismus einen dicken Strich durch die Rechnung. Der Porno könnte für die sich emanzipiert haltenden Frauen sexistischer nicht sein. Im Porno wird die ursprüngliche Frauen- und Männerrolle durch die Vagina und den Penis exakt definiert. Doch nicht, um neues Leben entstehen zu lassen, gewiss nicht, ja nicht. Die Entfremdung vom Zyklusgeschehen ist vollzogen. Dazu kommt, dass der Porno die vorstellbar stärkste Frauenverachtung darstellt. Jeder Junge merkt, dass daran etwas nicht stimmt. Der Pornoarchetyp Onan verweigerte die Vaterschaft. Doch der Porno treibt diesen negativen Archetyp auf die Spitze. Die Pornofrau muss beim Mann den Eindruck erwecken, dass sie sich ihm bedingungslos unterwirft, indem sie in ihre eigene infantile Oralphase, die Fellatio, zurückfällt, und gleichzeitig diesen Penis pflegt, als müsse sie ein Baby wickeln. Gleichzeitig muss sie die bedingungslose Sexsklavin spielen, die sich mit geöffnetem Anus an der Pornosprache zu ergötzen scheint und nur auf das eine wartet: vom Sperma bekleckert zu werden.

Bevor eine Gesundheitspolitik wirksame Strategien gegen den Porno einsetzen kann, müssen die Gesundheitspolitiker verstehen wollen, woher dieser umwerfende Erfolg des Pornos kommt. Die Ursache lässt sich durchaus leicht eruieren: Jeder Porno handelt von einem Loch und einem Ding, das da rein muss. Das Loch ist die Frau, das Ding ist der Mann. Niemand kann diese archetypische Polarität bestreiten. Genau das berührt die destabilisierten Jungs auf dem Werdegang zu ihrer geschlechtlichen Identität. Sie gewinnen daraus vielleicht sogar einen (perversen) Selbstwert verglichen mit all den Mädchen aus der Klasse, die besser vorankommen als sie, und die erst noch die Examina schaffen. Im Porno beschränkt sich dieses Loch nicht auf die Vagina. Die ist zu einem Nebenschauplatz geworden. Wozu denn eine Vagina? Denn der Porno weiß gar nichts mehr vom weiblichen Zyklus, die Verfremdung ist perfekt. Deshalb konzentriert er sich auf die anderen Körperöffnungen, den Anus und den Mund.

Das Weibliche nimmt in sich auf, zumindest auf die Haut, das Männliche spendet sein kostbares Nass. Das ist die Grundaussage des Pornos, und die stimmt auch in einem gewissen perversen Sinne. Wenn in der Tat das Männliche der Familie seine Lebenskraft nicht mehr widmen kann, um das Geld für das Wohl der Familie einzusetzen, um Frau und Kind zu schützen – denn all das ist ja verschimmelter Mumpitz für rückständige Traditionalisten: was Wunder, wenn der Porno eben diesen Feministinnen nachhaltig einbläut, dass das Männliche im Grunde geben will und dass die Frau diese Gabe annimmt, um neues Leben entstehen zu lassen. Denn als Gegenleistung – da verlassen wir jetzt den Porno – gibt das Weibliche als Mutter ein Mehrfaches an ihre Kinder und Kindeskinder, an ihren Mann und an ihre Familie zurück.

Dadurch, dass die Gleichstellungsbüros dieses ursprüngliche Geben und Nehmen, diesen wunderbaren Tausch der Geschlechter, über die letzten Jahrzehnte verunstaltet haben, diesen Tausch als falsch und verfehlt bezichtigen, als „gesellschaftliche Rollenstereopytisierung" brandmarken, schaffen sie im Unterbewusstsein des Mannes eine Leere, die ihn höchstens zu noch mehr Pornokonsum verleitet. Denn im Porno wird das Männliche in seinem Innersten bestärkt: Dort sind die Rollen nicht verhandelbar und austauschbar. Frauen mit Dildos tun es dann ja auch hauptsächlich mit anderen Frauen, und nur ausnahmsweise, als neuen Kick, mit Männern. Schließlich gibt die Frau das Leben weiter, sie stillt den Säugling über Monate. Aber dieses Kinderprojekt erscheint nicht im Porno, erscheint als Fehlkonstruktion in einer gewissen Gendertheorie, wird übrigens auch von der *No-No-Liste* streng verbannt. Diese besondere Art zu geben, kann ihr kein Mann wegnehmen, dieses Weitergeben von Leben gehört zum innigsten Erlebnis ihres Frauseins. Und dieses ganze Wertgefüge der Mutterschaft soll durch die immer mehr Zeit raubende Karriere, die zum letzthinnigen Wahrheitskriterium eines gewissen Feminismus geworden ist, zerstört werden?

Noch einmal: Der Porno, wird er erst einmal durchschaut, zeigt uns im Zerrspiegel eine hässliche Fratze: dieses genderkonforme, auf seine Art stereotype, grundfalsche Emanzipationsprogramm. Dankbar könnte man ihm deshalb sein. Hingegen parodiert er, wie schon geschildert, weder das wirkliche Leben noch die künstlerischen Produktionen. Das kann er nicht. Er raubt sich auf Google das Wort „Pornoparodie" allerdings ganz geschickt, um seine Sichtbarkeit und Salonfähigkeit zu erhöhen. Sogar der Sprachgebrauch wird vom Porno verunstaltet!

Nicht zuletzt bekamen Fellatio und Sodomie eine höhere Weihe durch den Porno. Was die Schwulen tun, ist deshalb nicht mehr „widernatürlich", nein, es drückt die neue „aufgeschlossene", zeitgemäße Sexualität aus.

Der Umstand nun, dass ich hier eine restriktivere Einstellung zu erotischen Mediendarstellungen zugrunde lege, welche die Darstellung der „typisch" homosexuellen Sexualpraktiken verbieten würde, bedeutet keineswegs, dass ich persönlich homophob bin. Ich habe mich hier nicht darüber ausgesprochen, welche pornografischen Inhalte für Homosexuelle angebracht wären: Das sei ihnen zur Entscheidung überlassen.

Wir haben in Teil 3 im Anschluss an die Frage 9 gesehen, dass, bezogen auf ein spirituelles Ziel, zu dem die Weitergabe des Lebens gehört, lesbische oder schwule Sexualtätigkeiten zweitrangig sind im Vergleich zu heterosexuellen. Auffallend in diesem Zusammenhang finde ich den Umstand, dass Schwule und Lesben sich selber im öffentlichen Diskurs nicht auf ihre Sexualität reduzieren lassen wollen. Im Gegenteil: Sie möchten ihr biologisches Fruchtbarkeitsmanko sozial kompensieren. So beharren Schwule darauf, Kinder zu adoptieren bzw. per Leihmutter austragen zu lassen, oder Lesben, künstlich befruchtet zu werden und eheähnliche Partnerschaften einzugehen. Die Ironie will es, dass zum Partnertausch tendierende heterosexuelle Paare ausgerechnet von den Homosexuellen an die Familientreue erinnert werden. Die Gesetzesschöpfung geht eindeutig in die Richtung, dass Schwule und Lesben ebenfalls zu „ihren" Kindern kommen werden und wie die schon bald nicht mehr normalen Heterosexuellen eine Familie gründen sollen. Aber auch hier: Solche Lösungen sind für die Menschheit nicht vordringlich, verdienen somit keinerlei staatliche Förderprogramme. Man müsste bei den Homosexuellen, die ein Familienleben mit Nachkommen anstreben, eine Umfrage über die hier abgehandelte Porno-Problematik durchführen.

Literatur

Akré, C. (2011). Entre abus sexuel et relation consensuelle: Exploration d'une zone grise (Zwischen Sexualmissbrauch und sexuellem Einverständnis: Ausloten einer Grauzone.).

Blumenthal, S.-F. (2014). *Scham in der schulischen Sexualaufklärung: Eine pädagogische Ethnografie des Gymnasialunterrichts*. Wiesbaden: Springer.

Bonnet, G. (2003). *Défi à la pudeur: Quand la pornographie devient l'initiation sexuelle des jeunes*. Paris: Albin Michel.

Echomagazine, Nr. 13, S. 19.

Grigg-Spall, H. (2014). Sweetening the pill, how we got hooked on hormonal birth control. London: Zero Books. Zusammenfassung auf http://blog.sympto.org/cest-dans-lair/hormonale-verhutung-die-feinere-art-der-unterdruckung/#sthash.0ukRnBzc.dpbs. Zugegriffen: 10. Apr. 2016.

Grün, A. (2008). *Kämpfen und Lieben: Wie Männer zu sich selbst finden*. Münsterschwarzach: Trei-Türme-Verlag.

Grün, A., & Jarosch, L. (2008). *Königin und wilde Frau: Lebe, was du bist!*. Münsterschwarzach: Vier-Türme-Verlag.

Jacob, O. (2016). *Les couples et leur argent*. Paris.

Long, B. (2002). *Faire l'Amour de manière divine*. Paris: ALTESS.

Michel, Albin, & Robert, J. (2005). *Le sexe en mal d'amour: De la révolution sexuelle à la régression érotique*. Québec: Editions de l'Homme.

Pinker, S. (2008). *The Sexual paradox: Troubled boys and gifted girls*. London: Atlantic Books.

Rassial, J.-J. (2010). *Le passage à l'adolescent*. Toulouse: Eures.

Verein zur Förderung von Medienaktualitäten im schulischen und ausserschulischen Bereich. (2010). Sex we can?! Österreichischer Jugendaufklärungsfilm. http://www.sexualpaedagogik.at/sex-we-can/. Zugegriffen: 10. Apr. 2016.

Weidinger, Bettina und Wolfgang Kostenwein (Hrsg.) (o. J.). Manual zum Film: Sex we can?! Österreichischer Jugendaufklärungsfilm. http://www.sexualpaedagogik.at/uploads/media/Manual_v091011.pdf. Zugegriffen: 10. Apr. 2016.

Wettstein, R. H. (2012). *Den Geheimcode des Körpers kennen. Grundlagen der Sexualökologie, für junge Frauen und Männer*. Berlin: Frieling.

Schlussfolgerungen 6

Zusammenfassung

Obwohl die Gendertheorie vordergründig für mehr Gleichberechtigung einsteht, führen ihre Thesen unweigerlich auf das Schreckenszenario von Huxley's *Brave New World* hin: Probleme der Fortpflanzung sollten im Namen der Selbstverwirklichung möglichst der Medizintechnik und der Gesellschaft aufgebürdet werden. Unser Ansatz stellt hingegen eine konsequente Auslegung der Ökologie dar: Ungleichheiten der Natur sollen als Reichtum der Schöpfung respektiert, verstanden und mitmenschlich integriert werden. Konkrete Vorschläge im Rahmen der Pornographieprävention werden zusammengefasst.

Welches ist das uninteressanteste Thema auf dieser Welt? Es ist im öffentlichen Diskus vergessen worden, es wird von den Menschen ignoriert, herabgesetzt, lächerlich gemacht, gemieden, ist ethisch völlig belanglos? Ein Phänomen, das eigentlich gar keine Existenzberechtigung haben sollte! Richtig: Es ist der Frauenzyklus. Wenn dem so ist, also nichts wie los und mit der Zyklusbeobachtung beginnen: „Ich bin selbst die Veränderung, die ich um mich sehen möchte" (Gandhi). Das ist die Botschaft, die ich an die Frauen richte.

Den Männern, liegt es mir am Herzen, zu sagen: Die öde Humorlosigkeit des Porno sollte im öffentlichen Raum durch Komiker lächerlich gemacht werden. Aber Humor in der Sexualaufklärung und in der Schule, das lasse lieber sein, denn aus gutem Humor wird nur zu schnell ein dreckiger Humor eines vorlauten oder verunsicherten Schülers. Hingegen fehlt die echte Pornoparodie! Das herzhafte Lachen über den Porno.

Unser Essay ist Teil allgemeiner Überlegungen, die hier nur gestreift wurden, die ihm aber seinen vollen Sinn und seine Tragweite vermitteln: Die Sexualaufklärung der industrialisierten Länder hat noch gar nicht richtig begonnen.

© Springer Fachmedien Wiesbaden 2017   109
H. Wettstein, *Sexualaufklärung und Herausforderung Pornographie,*
DOI 10.1007/978-3-658-13241-5_6

Die demografischen und die sexuellen Gesundheitsprobleme lassen sich nicht von oben herab durch den Staat mit Kollektivmaßnahmen in den Griff bekommen, also durch eine unheimliche Biomacht (*biopouvoir,* Michel Foucault), deren Scheinheiligkeit wir auf diesen Seiten entlarvt haben. Das richtige, anwendbare Zykluswissen darf niemandem verborgen bleiben.

Wir haben verschiedene primärpräventive Pornographie-Strategien entfaltet, die zu einer wahrhaftigen Sexualaufklärung führen und die mit einer entsprechenden Pädagogik verbunden werden müssen – nach dem süddeutschen Vorbild. Als möglicher sexualpädagogischer Vermittler sind wir in den Löwenrachen des (kostenlosen, heterosexuellen) Pornos gestiegen und haben in der Folge Videoclips über die weibliche Fruchtbarkeit auf Youporn gebracht, in der Hoffnung, bei den Pornoguckern vielleicht die positive archetypische Seite des wilden Mannes und bei den Pornoguckerinnen die wilde Frau der Tamara wecken zu können: die Ehrfurcht vor der Übermittlung des Lebens und vor dessen wahrer Schönheit. Diese Clips können unter dem Stichwort „natural contraception" gefunden werden. Leider gehen diese beiden Clips im Angebotstsunami völlig unter!

Unsere Hypothese vom symptothermalen Wissen als wesentlicher Schutzfaktor für Jugendliche könnte kurzfristig überprüft werden. Ein Internetgesetz muss langfristig Sexualpraktiken wir Sodomie, Sex zu dritt und mehr, die Fellatio und den Koitus Interruptus aus Gründen, die wir dargelegt haben, ausschalten. Wir gehen also diesbezüglich weiter als Pastötters Forderung, der wir beipflichten, und die ein erster Schritt in die richtige Richtung ist: „Das Ansehen dieses Films bei gleichzeitiger Masturbation ist eine sexuelle Selbstkonditionierung, die die sexuelle Gesundheit und Ihre Partnerschaftsfähigkeit gefährdet." Übrigens verbietet ganz Indien seit 2015 den gesamten Internet-Pornozugang. Was können wir daraus lernen?

Seit der Dominique-Strauss-Kahn-Affäre sollten auch die vom Porno Unberührten endlich einsehen, dass die mehr oder weniger aufgezwungene Fellatio eine neue Freizeitbeschäftigung für männliche Wesen geworden ist. Ihr gegenüber bleibt die Gesellschaft, bleiben die Gendertheoretikerinnen, auffällig passiv. Angesichts dieser Lage wurden in den USA die Gesetze drastisch verschärft: 25 Jahre Gefängnis für eine erzwungene Fellatio. Eine Botschaft, die der Jugend nicht vorzuenthalten ist.

In den letzten Jahren wurden die Pädophilie, die Sexualgewalt und der Inzest strafrechtlich endlich streng geregelt. Durch Organisationen wie actioninnocence. org hat die Primärprävention in diesen Bereichen große Fortschritte erzielt. Das sind Zeichen der Hoffnung. Jeder Pornogucker sollte wissen, dass sein für ihn völlig belanglos und banal gewordener Pornokonsum sich plötzlich, wenn er aus Unachtsamkeit verbotene Inhalte herunterlädt, in einen gefährlichen Albtraum mit gerichtlichen Folgen verwandeln kann. Das legale Alter sollte in der Schweiz auf 18 Jahre angehoben werden, auch was die Prostitution anbelangt.

Bezüglich der Porno-Tertiärprävention, die zuerst auf Jungen abgestimmt ist, sollten in den Sekundar- und Mittelschulen (Gymnasien) männliche Mediatoren speziell für dieses Suchtverhalten psychologisch und pädagogisch ausgebildet werden.

Man kann sich auf den Standpunkt stellen, dass das, was in der Natur „nicht funktioniert" oder nicht lifestylegemäß ist, von der Gesellschaft verbessert und den aktuellen Lifestyles angepasst werde soll. Was einmal möglich ist, soll dereinst gesetzlich durchgedrückt werden von denen, die daran viel verdienen und jenen, die sich von der Natur benachteiligt fühlen bzw. die Mannigfaltigkeit und den Reichtum der Natur ablehnen und glauben, das Natürliche nach ihren eigenen Lifestyle-Vorstellungen umbiegen zu müssen. Das ist die Position der kohärent zu Ende gedachten fundamentalistischen Gendertheorie: Die männlichen und weiblichen Zeugungsorgane werden ganz ausgeschaltet, werden ersetzt durch eine künstliche Reproduktionstechnologie, bei der dann jeder seine Nachkommen wählen kann, vorausgesetzt, dass er sich einem strikten Gleichmacherschema unterzieht, vorausgesetzt auch, er habe noch eigene und nicht die vom Staat aufoktroyierte Nachkommen. Die sexuelle Langeweile solle dann aufgelockert werden durch den Porno. Ich würde mich freuen, über diesen Gesellschaftsentwurf, der diesem Fundamentalismus zugrunde liegt, klärende Aussagen von Homosexuellen und Gendertheoretikerinnen zu erhalten.

Wir stellen uns auf den ökologischen Standpunkt, der davon ausgeht, dass zwischen dem Natürlichen, sprich den biologischen Archetypen, und dem Sozialen, den austauschbaren Rollenkonstruktionen, eine u. U. durchaus auch technologisch vermittelte Harmonie zustande kommen soll. Schließlich stecken im Natürlichen unsere Nahrungsgrundlagen usw., die eine nachhaltige Achtung verdient haben. Wir stehen alle in einem Abhängigkeitsverhältnis bezüglich der Schöpfung. Wir kennen auch die neueren Maßnahmen, die weltweit angesichts der auf uns zukommenden Klimakatastrophe unternommen werden sollen, und die am ökologischen Fußabdruck auf wwf.org für jeden Einzelnen direkt ablesbar sind. Unsere Vorschläge für eine aufgeklärte Pornographieprävention setzten dieses Weltbild voraus.

Anhang

Porno-Auswahlkriterien

Zur Ausarbeitung eines Pornographiegesetzes müssten vorerst die Inhalte dieser Kategorien genauer abgeklärt werden. Einige Pornhub-Kategorien sind eindeutig, andere nicht, bei einigen versteht der Laie, worum es sich handelt, andere müssten schon zuerst genauer überprüft werden:

Amateur, Anal, Arab, Asian, Babe, Babysitter, BBW, Big Ass, Big Dick, Big Tits, Bisexual, Blonde, Blowjob, Bondage, Brazilian, British, Brunette, Bukkake, Cartoon, Casting, Celebrity, College, Compliation, Creampie, Cumshots, Czwch, Double Penetration, Ebony, Euro, Exclusive, Feet, Fetisch, Fisting, **For woman,** French, Funny, Gangbang, Gay, German, Handjob, Hardcore, HD Porn, Hentai, Indian, Interracial, Italian, Japanese, Korean, Latina, Lesbian, Massage, Masturbation, Mature, MILF, Music, Orgy, Party, Pornstar, POV, Public, Pussy Licking, Reality, Red Head, Rough Sex, Russian, School, **Shemale*,** Small Tits, Smoking, Solo Male, Squirt, Striptease, Teen, Threesome, Toys, Uniforms, Verified Amateurs, Vintage, Webcam.

*Shemales sind zwitterhafte Menschen, also Hermaphroditen: Von außen sehen sie (für Heterosexuelle) wie Frauen aus mit richtigem Busen, Hüften und weiblichem Gesicht, sie haben aber einen Penis. Meist werden die weiblichen Elemente chirurgisch verstärkt und es entstehen tatsächlich schöne „Frauen" mit z. T. einem erstaunlich großen, operierten Penis. Bezeichnend ist, dass sich Shemales nie gesellschaftlich beklagen und irgendwelche Rechte einfordern wie die Transsexuellen, die mit ihren Gesetzesansprüchen von Schwulen und Lesben vereinnahmt werden. Transsexuelle Menschen fühlen sich im Innersten als männlich oder weiblich. Nach außen hin aber erscheinen sie dank verschiedener Operationen und Hormonbehandlungen im Gewand des gegenteiligen Geschlechts: Ihre biologische Verfassung kann also trotz aller Sozialisierung nicht abgeändert werden. Sie sind nicht im Porno zu sehen, weil ihr äußeres Geschlecht operativ entstanden ist (um ihrem inneren Gefühl, ihrem Wesenskern, zu entsprechen), das aber nicht wirklich funktioniert bzw.

© Springer Fachmedien Wiesbaden 2017   113
H. Wettstein, *Sexualaufklärung und Herausforderung Pornographie,*
DOI 10.1007/978-3-658-13241-5

sehenswert wäre. Mit dem natürlichen Phänomen der Transsexualität wird im Grunde die extreme Gendertheorie von Anfang an unterlaufen: Eine vom Mann zur transsexuellen Frau gewordene Person kann durchaus während Jahrzenten (als Mann) leiden (auch Kinder zeugen), weil ihr Äußerliches nicht ihrem inneren Sexualgefühl (sich als Frau zu fühlen) entspricht. Kein noch so großer gesellschaftlicher Strukturzwang wird sie von ihrem Gefühl abbringen. Dieses innere Sexualzugehörigkeitsgefühl ist weder anerzogen noch sozialpsychologisch erklärbar.

No-No-Liste von Youporn

Die No-No-Liste richtet sich an jedermann, der einen Pornoclip auf Youporn posten will:

A Guide for Video Content and Titling

Purpose: YouPorn seeks to appeal to a wider adult audience by offering unique and diverse content that is compliant with the legal requirements of U.S.C. 2257 and content that is socially acceptable to our viewers.

The following document provides guidance to Youporn's Content Partner regarding acceptable video content and video titles. YP reviews Content Partner clips and provides feedback on rejected videos. The list below is intended to assist you in submitting your video content successfully.

Disclaimer: This list is not all inclusive and is subject to modification. The list is a combination of legal restrictions and YouPorn policy – but is not a complete list of either. Behavior, titles or conditions not stated in the list below are not necessarily considered acceptable or legal. Instead, this list is guidance and one should be able to sense whether other specific behaviors would be acceptable. In all cases, Content Partners cannot upload content for which they do not have legal authority to do so. If unclear, we urge you to contact us for clarification. Please direct questions to Richie@YouPorn.com. Please review our list of No-No's:

1. Who?

- Legally underage actors or actresses
- Depicting oneself to be under 18
- Depicting oneself to be a high school student.
- Virgins being deflowered; real or in fantasy
- Anyone under the influence of drugs or alcohol

- Pregnant or lactating females
- Anyone in any type of religious clothing
  Children in the scene and or hearing children in the background

2. What?

A. Social Taboos

- Depicting incest
- Calling someone „mummy" or „daddy" in an incestuous way
- Derogatory ethnic name calling
- Sexual contact with animals including animals on bed during sex (no depictions having sex with animals using stuffed animals).
- Menstrual blood
- Intentional flatulence
- Fisting including self fisting
- Unusually large or wide objects being forced into any body cavity
- The use of food in a disgusting manner
- The display of drug paraphernalia
- Depicting that someone is not aware of what is being done to them including sleeping or not conscious.
- Breathing Games
- Power Tools (drills)
- Painful Body Piercing (when the person is in obvious pain)
  Sharking and other forms of physical contact without consent

B. Violence

- Weapons displayed even if fake
- Real or fake blood
- Rape or any forced sex depictions
- Being held down against one's will
- Mouth forcefully spread open
- Hand or fist inserted forcefully into mouth
- Choking including hands around throat for more than a second or two
- Extreme hair pulling
- Hands bound in any way
- Rough continuous slapping anywhere on the body
- Rough „Turkey slapping"

- Extreme gagging
- Extreme face sitting that borders on choking or smothering
- Whipping or padding „soft whipping" is fine

C. BDSM

- Any sex that appears painful to a participant
- Any device causing pain and/or discomfort
- Hard speaking; „love speaking" is fine
- Trampling causing obvious pain
- Wax dripped onto body
- Weights, clothes pins or clamps attached to the nipples or labia

D. Humiliation

- Extreme verbal abuse
- Serious humiliation
- Making someone cry
- Spitting in face
- Being led around by chains, ropes or leashes
- Ball gags

E. Bodily Fluids

- Spitting in mouth
- Brown showers
- Fluids from the ass into mouth, on face, or on body
- Enemas
- Pee purposely aimed at the face, mouth or body
- „Squirting" when it is purposely aimed at someone
- Vomiting or near vomiting

3. Titling/Promo Text
Terms to avoid in the video titles: teen, schoolgirl, slut, bitch, whore, virgin (when it implies intercourse for the first time), torture, brutally, nonconsensual, underage, molest, violate or violation and Lolita.
4. Pre checked Cross Sales & Pop ups
Absolutely no prechecked cross sales on any payment option, no pop-ups & no exit blockers.
Unchecked boxes are acceptable
August 2010
Thank you for your cooperation, The YouPorn Team

Ein für Wissenschaftshistoriker aufschlussreicher Zwischenfall

Die zu diesem Fall vorhandenen Unterlagen können beim Autor angefordert werden.

Nachwort von Jakob Pastötter: Die Sexualpädagogik in Deutschland und ihr Verhältnis zum sexualwissenschaftlichen Fachwissen

▶ Der Beitrag ist zuerst erschienen in: Uhle, Arnd (Hrsg.): Sexuelle Vielfalt–Gegenstand staatlicher Erziehung? Grund und Grenzen der Sexualpädagogik in der staatlichen Schule. Reihe: PPG, Wissenschaftliche Abhandlungen und Reden zur Philosophie, Politik und Geistesgeschichte ISBN: 978-3-428-14920-9.

Selbst-/Außenwahrnehmung und Wissenschaftlichkeit der Sexualpädagogik in Deutschland

Wer sich mit der Sexualpädagogik in Deutschland beschäftigt, darf beeindruckt sein von der institutionellen Durchstrukturiertheit und Etabliertheit, die alle Bereiche erfasst:

- die gesetzlich verankerte Sexualerziehung an Schulen, die häufig von außerschulischen Trägern geleistet wird, von denen ProFamilia der größte ist,
- die sexualpädagogische Fortbildung, für die das private Institut für Sexualpädagogik (ISP) und die ein sexualpädagogisches Qualitätssiegel verleihende Gesellschaft für Sexualpädagogik (GSP) sorgt,
- der sexualpädagogische Aufbaustudiengang der Hochschule Merseburg,
- die Förderung und Finanzierung von Erhebungen, Studien und Diskussionen mit der kostenfreien Verteilung von zahlreichen auflagenstarken Dokumentationen und Aufklärungsbroschüren durch die Bundeszentrale für gesundheitliche Aufklärung (BZgA), deren Abteilung für Sexualaufklärung dem Bundesministerium für Familie, Senioren, Frauen und Jugend (BMFSFJ) unterstellt ist, und schließlich
- die universitäre Forschung und Lehre durch die neu durch das Bundesministerium für Bildung und Forschung (BMBF) geförderten fünf Juniorprofessuren,

© Springer Fachmedien Wiesbaden 2017
H. Wettstein, *Sexualaufklärung und Herausforderung Pornographie,*
DOI 10.1007/978-3-658-13241-5

die ein Ergebnis des Runden Tischs „Sexueller Kindesmissbrauch in Abhän-
gigkeits- und Machtverhältnissen in privaten und öffentlichen Einrichtungen
und im familiären Bereich" im Gefolge des Bekanntwerdens von massiven
sexuellen Missbrauchsfällen in Internatsschulen 2010 sind.

Praxis, Wissenschaft und Politik scheinen in Deutschland an einem „sexualpädagogischen" Strang zu ziehen. Das ist in vielen anderen Ländern undenkbar, da
dort alternative Grundpositionen, moralische Bedenken und religiöse Überzeugungen die politische und die öffentliche Diskussion mit beeinflussen und generell eher ein an gesundheitlichen Risiken und Missbrauchsgefahren orientierter
Blick auf die Jugendsexualität vorherrscht.

Ist Deutschland also eine Insel der Seeligen, in der sich eine konsensfähige
wirklich aufgeklärte sexualpädgogische Sicht durchgesetzt hat, die an reiner Wissenschaftlichkeit und dem sexuellen Wohl von Kindern und Jugendlichen orien-
tiert ist, wie sie auch von der Weltgesundheitsbehörde (WHO) gefordert wird, die
dann auch zusammen mit der BZgA die „Standards für die Sexualaufklärung in
Europa. Rahmenkonzept für politische Entscheidungsträger, Bildungseinrichtungen, Gesundheitsbehörden, Expertinnen und Experten"[1] herausgegeben hat?

Skepsis ist angebracht und findet ihre Bestätigung, wenn die Wissenschaftlichkeit des Konzeptes einer Prüfung unterzogen wird. Auch wenn in Publikatio-
nen der Anschein erweckt wird, die Sexualpädagogik basiere in ihren Aussagen
und Methoden auf den Grundlagen von sexualwissenschaftlichen und entwicklungspsychologischen Erkenntnissen, ergibt eine Überprüfung, dass vieles sexu-
alphilosophische Annahme ist. Studien zur „Wirksamkeit" sexualpädagogischer
Einflussnahme beschränken sich weitgehend auf die Reduzierung von ungewollten Schwangerschaften und Geschlechtskrankheiten. Dem gegenüber lässt sich
das Kernthema bzw. Hauptanliegen der deutschen Sexualpädagogik, die „Bildung" von Kindern und Jugendlichen hin zu sexuell befriedigten und glücklichen
Erwachsenen im Sinne einer erfolgreichen, positiv verlaufenden „psychosexuellen
Entwicklung" weder aus der Sexualpädagogik selbst noch aus der Sexualwissenschaft und auch nicht aus der Entwicklungspsychologie heraus wissenschaftlich
begründen. Eine gründliche wissenschaftliche Kritik der sexualphilosophischen
wie der empirischen Quellen, auf die sich die in Deutschland staatlich geförderte
Sexualpädagogik bezieht, stellt ein dringend notwendiges Desiderat dar.

---

[1]WHO-Regionalbüro für Europa und BZgA (Hgg.): Standards für die Sexualaufklärung
in Europa. Rahmenkonzept für politische Entscheidungsträger, Bildungseinrichtungen,
Gesundheitsbehörden, Expertinnen und Experten, Köln 2011.

Sexualpädagogik könnte davon profitieren, auf Erkenntnisse benachbarter wissenschaftlicher Disziplinen zurückzugreifen, die sich mit individuellen Entwicklungsprozessen befassen. Dazu zählen die Entwicklungspsychologie und die Humanbiologie, aber auch die Erfahrungen der Traumatherapeuten. Die Sexualwissenschaft kann dagegen nur wenige auf Kindheit und Adoleszenz beziehbare empirisch gesicherte Erkenntnisse anbieten, da solchen Untersuchungen wissenschaftlich-ethische und gesetzliche Beschränkungen entgegenstehen.

Die beiden sexualwissenschaftlichen Standardwerke zum Thema kindlicher und jugendlicher Sexualentwicklung – der von John Bancroft herausgegebene Sammelband „Sexual Development in Childhood"[2] und das von Daniel Bromberg und William O'Donohue herausgegebene „Handbook of Child and Adolescent Sexuality"[3] – zeigen, dass die Sexualwissenschaft kaum etwas über die psychologische Entwicklung von Sexualität in Erfahrung gebracht hat und dieses Wenige sich vor allem auf Missbrauchserfahrungen bezieht. Lediglich ein Zusammenhang zwischen der allgemeinen Fähigkeit zur Impulskontrolle und einem als problematisch erfahrenen sexuellen Verhalten wird konstatiert[4].

Der von der Sexualpädagogik immer wieder behauptete kausale Zusammenhang zwischen allgemeinem sexuellen Wissen und der Fähigkeit, sich gegen sexuellen Missbrauch zur Wehr zu setzen, ist empirisch dagegen nicht erwiesen. Wirksam ist hingegen ein Sensibilisieren der Kinder dafür, dass es Erwachsene gibt, die sie für eigene Bedürfnisse instrumentalisieren wollen[5].

Die Schlussfolgerung aus empirisch-sexualwissenschaftlicher Sicht ist ernüchternd: Es gibt keine Belege für eine „normale" bzw. „geglückte" psychosexuelle Entwicklung, und aus der (engen) sexualwissenschaftlichen Sicht bedarf es eigentlich keiner speziellen Sexualpädagogik, die über die altersgemäße Vermittlung von Faktenwissen, das aufklärt, entängstigt und zur Selbstbestimmung ermutigt, hinausgeht. Eine Legitimierung sexualpädagogischer Maßnahmen, die

---

[2]John Bancroft (Hg): Sexual Development in Childhood Indiana University Press 2003 von.

[3]Daniel S. Bromberg, William T. O'Donohue (Hgg.) Handbook of Child and Adolescent Sexuality: Developmental and Forensic Psychology Academic Press 2013.

[4]John E. Bates, Douglas B. Alexander, Sarah E. Oberlander, Kenneth A. Dodge, Gregorey S. Pettit: Antendences of Sexual Activity at Ages 16 and 17 in a Community Sample Followed from Age 5; in Bancroft Sexual Devleopement in Childhood, S. 206–237.

[5]vgl. Volbert Renate, Sexualisiertes Verhalten von Kindern – Stellenwert für die Diagnostik eines sexuellen Missbrauchs; in Marianne Clauß, Michael Karle, Michael Günter, Gottfried Barth (Hrsg.) Sexuelle Entwicklung – sexuelle Gewalt; grundlagen forensischer Begutachtung von Kindern und Jugendlichen; 2010 Pabst Science Publisher, Lengerich, S. 41–65.

auf der sexualphilosophischen Behauptung beruht, Sexualität sei eine spezifisch zu fördernde „Lebensenergie", erscheint aus wissenschaftlicher Sicht nicht überzeugend, da für eine solche Annahme jede rational nachvollziehbare Erklärung und empirische Basis fehlen.

Der vorliegende Aufsatz will als Diskussionsbeitrag verstanden werden. Kritik daran ist ebenso erwünscht wie notwendig.

Die staatlich geförderte Sexualpädagogik (im Folgenden SGS)

Bei der Analyse der BZgA-Standards und der deutschen SGS allgemein stellt sich heraus, dass sie auf einigen Prämissen basieren, bei denen es von wissenschaftlicher Seite aus selbstverständlich sein sollte, sie kritisch zu hinterfragen, da sie nicht auf empirischer Basis beruhen, sondern von sexualphilosophischen bzw. sexualideologischen Annahmen getragen werden. „Sexualideologisch" ist als Abgrenzung zu einer im Idealfall „ideologiefreien" wissenschaftlichen Begründetheit zu sehen.

Ein Beispiel für ideologische Behauptungen ist etwa die Annahme einer spezifischen psychosexuellen Entwicklung, die es vom Säuglingsalter an sexualpädagogisch zu unterstützen gelte. Dies impliziert eine so starke Fokussierung auf das aktuelle sexuelle Lustempfinden, dass die soziale und entwicklungspsychologische Eingebundenheit sexueller Lust vernachlässigt wird. Eine solche Abkehr von der biologischen und entwicklungspsychologischen Fundierung der Sexualpädagogik ist als problematisch zu bewerten und wird verstärkt durch die seit 2001 explizit geforderte ausschließliche Basierung auf den Gender Studies. Gender Studies sind von ihrem Selbstverständnis her nur an der sozialen Konstruiertheit von „Geschlecht" interessiert und akzeptieren keine anderen Einflüsse auf die Sexualität, weil diese nur patriarchalem Herrschaftswissen entsprechen würden. Sie können aber keinesfalls für die Gesamtheit der menschlichen Sexualität Gültigkeit beanspruchen, die sich auszeichnet durch eine biologische Fundierung und durch historische so wie kulturelle Entwicklungen jenseits der Engführung der Kategorie „soziales Geschlecht".

Die eingangs erwähnten sexualpädagogischen Einrichtungen weisen alle eine eindrucksvolle institutionelle und personelle Verzahnung auf. Hier ist aber nicht der Platz, diese Verbindungen im Detail aufzuzeigen, da es dafür der Aufarbeitung einer 40-jährigen Geschichte bedarf. Daneben gibt es private Initiativen wie Donum Vitae, das MFM-Projekt (für Mädchen: „Mädchen, Frauen, meine Tage", für Buben „Männer für Männer"), die „Ärztliche Gesellschaft zur

Gesundheitsförderung der Frau" (ÄGGF), die bindungsorientierte Sexualpädagogik von „Fit for Love?", Sexuality Teaching in the Context of Adult Responsibility (Teen STAR) und natürlich die in der Biologiedidaktik und die zahlreichen schulinternen Aktivitäten einzelner Lehrerinnen und Lehrer im Unterricht verschiedener Fächer. Sie alle finden keinen Widerhall in den „offiziellen" Broschüren der BZgA, sind aber bei der Verwendung von Aufklärungsbroschüren auf die kostenlosen Angebote der BZgA angewiesen, bei der Fortbildung auf das ISP, die Hochschule Merseburg und auf die Lehre der fünf Juniorprofessoren bzw. bei sog. qualitätssichernden Maßnahmen auf das Qualitätssiegel der GSP.

Eine enge Verbindung zwischen der pädagogischen Vermittlung eines Wissensgebiets und der Wissenschaft, die dieses Wissensgebiet erforscht, ist nicht nur wünschenswert, sondern eigentlich eine conditio sine qua non. So wäre es nicht zielführend, gesundes Ernährungsverhalten zu unterrichten, ohne die Erkenntnisse der Ökotrophologie zu berücksichtigen, oder Physik zu unterrichten, ohne auf wissenschaftliche Forschung zu rekursieren.

Deshalb erscheint die Frage nach den sexualwissenschaftlichen Anforderungen an eine Sexualpädagogik vernünftig und zielführend. Wir haben es hier allerdings mit einem wissenschaftsinstitutionellen Sonderfall zu tun: Die Sexualpädagogik beansprucht, selbst eine wissenschaftliche Disziplin, also ein Fachgebiet sui generis, zu sein, dessen Verbindung und dessen Begründung durch die Sexualwissenschaft im besten Fall lose ist. Das gilt sogar für die USA, in der das sinnvolle Experiment gemeinsamer Fachkonferenzen der in der Society for the Scientific Study of Sexuality (SSSS) organisierten Sexualwissenschaftler und der American Association of Sex Educators, Therapists and Counselors (AASECT) nur wenige Jahre bestand. Anders sieht es dort mit der universitären Vermittlung von Wissen über die Sexualität aus, die sich an Studenten verschiedener Fachrichtungen richtet. Die hierfür zur Verfügung stehenden „Textbooks" überzeugen durch regelmäßige Aktualisierung und Integration der neuesten sexualwissenschaftlichen Erkenntnisse. In Deutschland steht hingegen weiterhin nur die zweite überarbeitete Auflage eines aus dem Englischen übersetzten Lehrbuchs aus den Siebzigerjahren zur Verfügung[6].

Der Hauptgrund dafür, dass sich Sexualpädagogen, die sich an Kinder und Jugendliche wenden, schwer tun mit der Sexualwissenschaft und mit der ihr in Teilaspekten nahestehenden Sexualbiologie und Sexualmedizin, besteht darin, dass sie aus dem sozialpädagogischen Denken kommen. Dort dominiert eine Sicht auf die Sexualität, die weniger erkenntnistheoretisch und empirisch

---

[6]Erwin J. Haeberle, Die Sexualität des Menschen, Hamburg 2000.

bestimmt wird als vielmehr „emanzipatorisch" im Sinne einer „sex-positiven Befreiung" von „sex-negativen" Einflüssen durch Tradition, Kultur und Religion. Helmut Kentler und Uwe Sielert – beide aus der Sozialpädagogik kommend – sind so etwas wie die Vordenker und Wegbereiter in der deutschen Sexualpädagogik. Ihr Einfluss reicht bis in die evangelische Kirche hinein, die zu den großen Anbietern von sozialpädagogischen und Betreuungsangeboten für Kinder und Jugendliche gehört. Es ist deshalb ein weiteres Desiderat, die Anfänge und Ursachen dieser Affinität zu untersuchen, die ihre Wurzeln bereits in der Entstehungszeit der Reformpädagogik haben und die in einigen Fällen auch die NS-Zeit personell überstanden.

Die ersten Anfänge dieses Denkens finden sich bereits bei Rousseau, erhielten aber ihren wesentlichen Impuls durch die von Freud postulierte „psychosexuelle Entwicklung" und danach durch ihre Interpretation als marxistisch-eschatologische Heilslehre bei Wilhelm Reich und Herbert Marcuse. Sie gingen davon aus, dass sich der einzelne und die gesamte Gesellschaft durch sexuelle Befreiung u. a. gegen faschistische und autoritäre Indoktrination immunisieren lassen würden. Diese Ideen stießen gerade auch innerhalb der evangelischen Kirche Deutschlands auf Zustimmung.

Empirisch lässt sich weder die Behauptung, dass Sexualität das Potential hat, die Gesellschaft „friedlicher" zu machen, noch die „psychosexuelle Entwicklung" verifizieren. Die wenigen empirischen Belege für sexualitätsähnliches Verhalten bei Kindern deuten vielmehr auf ein zunächst undifferenziertes Befriedigen von generellem körperlichem Lust- bzw. auch Trostverlangen, von Neugierde und bisweilen auch von Dominanzstreben bei sogenannten Doktor-Spielen hin[7].

Ein Zusammenhang zwischen solchen in der Regel singulär auftretenden Verhaltensweisen und der körperlich-seelisch-sozialen Sexualentwicklung in und nach der Pubertät ist unwahrscheinlich, da sowohl die hormonelle Basis fehlt als auch der partnerschaftlich-erotische Aspekt. Ausgeprägt „sexuelles" Verhalten über einen längeren Zeitraum hinweg hat sich bisher nur bei schwer traumatisierten und in der Peer Group isolierten Kindern nachweisen lassen[8]. Auf dieser Grundannahme einer fortschreitenden „Entwicklung" basiert aber die emanzipatorische Sexualpädagogik, die die Grundlage der SGS ist.

Bislang hat sich weder die Entwicklungspsychologie mit sexuellen Aspekten beschäftigt noch hat die SGS versucht, entwicklungspsychologische Ergebnisse

---

[7]Hanneke de Graaf, Jany Rademakers, Sexual Development of Prepubertal Children, Journal of Psychology & Human Sexuality, Vol. 18(1) 2006, S. 1–21.
[8]Anna Freud, Heimatlose Kinder, London 1950.

auf die kindliche Sexualität anzuwenden. Die einzigen wissenschaftlich verwertbaren Langzeit-Daten stellen deshalb Untersuchungen zur Auswirkung pädophiler Übergriffe dar. Diese zeichnen jedoch kein einheitliches Bild, da es stark vom jeweiligen sozialen Umfeld und der individuellen Resilienz abhängt, wie solche Übergriffe verarbeitet werden.

So bleibt der Bezug auf Erkenntnisse aus der Beratung und der Therapie, die aber Rückschlüsse auf eine „normale Entwicklung" ebenfalls meist nur ex negativo zulassen. Obwohl sie die einzig verfügbare Quelle darstellen, gibt es bislang keine wissenschaftliche Auswertung oder wenigstens Sammlung. Es würde für diesen Aufsatz zu weit führen, die Gründe für die Scheu etablierter Wissenschaften vor der Beschäftigung mit den menschlichen rebus sexualibus zu analysieren. Es muss aber festgehalten werden, dass sich dadurch eine bedeutende anthropologische und psychologische Erkenntnislücke öffnet.

Thesen der SGS

1. Grundannahme einer „psychosexuellen Entwicklung" und die Definition von Sexualität als „Lebensenergie"

Obwohl es in der medizinischen Wissenschaft wie in der Biologie Standard in der westlichen Forschung ist, Aussagen nur über materiell nachweisbare Befindlichkeiten und Vorgänge zu machen, und auch die Psychologie nur empirisch belegbare Konzepte als wissenschaftlich akzeptiert, entzieht sich die SGS dieser conditio sine qua non. So wird eine psychosexuelle Entwicklung postuliert, die bisher nicht nachgewiesen werden konnte. Im Wesentlichen stützt sich diese Annahme eines Zusammenhangs zwischen frühkindlicher Körpererfahrung und erwachsener Sexualität einzig auf die Experimente von Harlow, der an Rhesus-Affen nachgewiesen hatte, dass der Entzug von körperlicher Nähe zu einem späteren Unvermögen führt, körperliche Beziehungen, zu denen auch das Sexualverhalten gehört, aufzunehmen[9]. Inwieweit ein solches Isolationsexperiment bei Rhesus-Affen generalisierbar ist und Aussagekraft für den Menschen hat, ist fraglich.

Unwissenschaftlich ist ebenso die Postulierung, dass es sich bei Sexualität um eine „Lebensenergie" handelt:

---

[9]Harlow HF, Dodsworth RO, Harlow MK., Total social isolation in monkeys, Proc Natl Acad Sci U S A, 1965, S. 90–97.

„Wenn Sexualität aber als wichtige und wünschenswerte Lebensenergie angesehen wird, kann die Tatsache akzeptiert werden und in die Erziehung mit einbezogen werden, dass sie von Anfang an bei Kindern eine wichtige Rolle spielt."[10]

Eine genauere Ausarbeitung dieses Konzepts ist bisher nicht erfolgt, obwohl es in den Aussagen von Uwe Sielert, dem Nestor der SGS, häufig auftaucht. Es erinnert an die Auffassung Wilhelm Reichs, dass es eine Art kosmischer Orgon-Energie gäbe, die sich vor allem im Orgasmus manifestierte. Diese Vorstellung wird zu Recht als pseudowissenschaftlich bezeichnet.

2. Bedeutung frühkindlicher sexueller Bildung

Frühkindliche „sexuelle Bildung" ist eine Begriffsneuschöpfung der SGS, die nicht unproblematisch ist, da sie im Gegensatz zur Annahme, dass Sexualwissen im Wesentlichen biologisches Fortpflanzungswissen bzw. Verhütungswissen ist, suggeriert, Sexualität benötige „sexuelle" Bildungsarbeit sowohl vom Individuum als auch von „Lehrern". Damit wäre man aber im Bereich des „Coachings" und der „Lebensberatung", die im Falle von Sexualität ideologisch begründet ist, weil es immer um die Frage einer „Optimierung" hin zu einer „besseren" Sexualität geht. Es wird dadurch wesentlich mehr Lerndruck aufgebaut als durch die Begriffe „Sexualaufklärung" und „Sexualerziehung", weil hier implizit darauf verwiesen wird, dass es nicht mit bloßer Vermittlung von Wissen oder von Verhaltensregeln getan ist, sondern ein „sexuell gebildeter" Mensch das Ziel sein muss. Sexuelle Bildung gehört damit eigentlich in den Bereich von Selbstoptimierungskursen für „consenting adults", aber nicht den der Kinder- und Jugendlichenpädagogik.

Für die SGS ist sexuelle Bildung die Konsequenz aus der Vorstellung der Sexualität als einer Lebensenergie, die von Anfang an auch bei Kindern eine wichtige Rolle spiele[11] und durch sexuelles Handeln zu fördern sei. Zusätzlich begründet wird die Forderung damit, dass die sexuelle Entwicklung ein „lebenslanges Lernen" ist:

„Wir begreifen heute die sexuelle Entwicklung als lebenslanges Lernen. Und weil jede Phase ihre eigenen Themen hat, ist es notwendig, Bildungsangebote für alle Lebensalter zu entwerfen."[12]

---

[10]Uwe Sielert, Einführung in die Sexualpädagogik. Beltz Verlag, Weinheim 2005, S. 101.

[11]ebd.

[12]Karlheinz Valtl, Sexuelle Bildung: Neues Paradigma einer Sexualpädagogik für alle Lebensalter. In: Renate-Berenike Schmidt und Uwe Sielert (Hg.), Handbuch Sexualpädagogik und sexuelle Bildung, Juventa, Weinheim 2008, S. 135.

Das Ausbleiben von sexuellen Bildungsangeboten in der frühen Kindheit soll angeblich zu schweren Schäden führen:

„Die Schäden einer unzureichenden sexuellen Bildung werden nicht sofort offenbar, sie verstecken sich in persönlicher Unzufriedenheit mit dem Lebenslauf, privaten Identitätskrisen, gescheiterten Beziehungen, sexueller Gewalt und Depressionen."[13]

Auch hier klingt die Vorstellung von Wilhelm Reich an, dass die sexuelle Lebensenergie „entstört" werden muss, um den gesunden und glücklichen Menschen möglich zu machen. Ein wissenschaftlicher Beleg für diese These fehlt. Eine Reduzierung des Glücks, der sozialen Interaktionsfähigkeit und der individuellen Zufriedenheit eines Menschen auf seine Fähigkeit, lustvolle Orgasmen zu erleben, ist – vorsichtig ausgedrückt – unterkomplex.

3. Eltern und andere Bezugspersonen als Erfüllungsgehilfen kindlicher Neugier und sexueller Bedürfnisse

Die Forderung, dass Eltern und andere Bezugspersonen die Verantwortung haben, Kindern einen möglichst schamfreien Zugang zu ihrer Genitalität zu ermöglichen, hängt eng mit der Forderung nach sexueller Bildung zusammen. Wird mit dieser zuvorderst Druck auf den Einzelnen im Sinne einer Verantwortung zur Selbstoptimierung ausgeübt, die bei Ausbleiben Störungen bis hin zum Scheitern von Beziehungen bedingt, wird mit dieser Forderung nach einem allzeit „entspannten" und „pro-aktiven" Umgang mit Sexualität bzw. Genitalität dem Erwachsenen die Schuld für ausbleibendes Lebensglück durch ausbleibende Sexualbefriedigung zugeschoben:

„Kinder entdecken diese Lust selbstverständlich an sich selbst, wenn sie zuvor von den Eltern lustvoll gestreichelt werden; wenn sie gar nicht wissen, was Lust ist, werden auch sexuelle Spielereien fehlen. Das ist – ganz im Gegensatz zu einer weit verbreiteten Meinung – ein eher schlechtes Zeichen."[14] Und:

„Wie kann es Erwachsenen gelingen, die Entdeckungsfreude der Kinder zu erhalten, damit sie sich möglichst körperfreundlich, selbst gestaltend, sinnlich, störungsarm und konfliktbewusst entwickeln?"[15] Schließlich:

---

[13]http://www.zeit.de/2014/21/sexualerziehung-paedagogik.

[14]Uwe Sielert, Einführung in die Sexualpädagogik, S. 120.

[15]Beate Martin und Christa Wanzeck-Sielert, Wie sollen Kinder Sexualität lernen? Kindersexualität zwischen Doktorspielen und Erwachsenenzentrismus. In: Sinn durch Sinnlichkeit. Sexualpädagogik und Spätmoderne, Institut für Sexualpädagogik 1999, S. 70.

„Eine sexualfreundliche Erziehung bedeutet, die Wissbegierde der Kinder zu befriedigen, Fragen altersgemäß zu beantworten und durch eine liebevolle Atmosphäre auch die Experimentierfreude und Erlebnisse rund um den Körper und die Sinne zu unterstützen."[16]

Wissenschaftlich gibt es keine Belege dafür, dass es eine Kausalbeziehung gibt zwischen der Förderung eines allgemeinen körperlichen Lustempfindens an sich und dem Auftreten von die Genitalien involvierenden Spielen oder Selbsterkundungen. Die Beobachtung von Kinderpsychiatern, dass etwa zwanghaftes Masturbieren oder sich zur Schau Stellen mit innerer Unruhe, Angstzuständen und emotionaler Aufgewühltheit zu tun haben[17], wird von Sielert als zwar „weit verbreitete" aber eben doch „bloße" Meinung denunziert. Hier würde man zumindest eine Auseinandersetzung mit den wissenschaftlichen und therapeutischen Argumenten erwarten.

4. Intellekt und Gefühle und Körper als Objekte der SGS

Das allgemein im Gesundheitssektor häufig gebrauchte Schlagwort von der „Ganzheitlichkeit" findet auch in der SGS Verwendung, denn es soll nicht etwa um die bloße Verbreitung von Sexualwissen durch Information gehen. Quasi therapeutisch soll das Wissen mit Gefühlen und Körper verbunden werden.

„Alle Erklärungen sollten an der bildlichen Vorstellungskraft anknüpfen. Vor allem sollten nicht nur Körperfunktionen erklärt, sondern auch Gefühle beschrieben werden, die mit allen Vorgängen von Zeugung, Schwangerschaft Geburt sowie den verschiedensten Körperkontakten zu tun haben."[18] Und:

„Sexuelle Bildung erfasst den ganzen Körper, nicht nur den Kopf oder die Sprache. Identitätsentwicklung und sinnliche Erfahrung gehen Hand in Hand. Körperliche Erfahrungen unterstützen die Lernprozesse und führen dazu, dass das

---

[16]Eckhard Schroll (BZgA), Die Kinderliedertour „Nase Bauch, Po" der BZgA. Eine bundesweite Initiative zur länderspezifischen Umsetzung der Sexualerziehung im Kindergarten. In: Petra Hofrichter und Dörte Frevel (HAG), Kuscheln, Fühlen Doktorspiele ... Dokumentation zur Fachtagung „Frühkindliche Sexualerziehung in der Kita". Hamburg 2005, S. 22.

[17]Practical approach to childhood masturbation – a review Charita Mallants & Kristina Casteels; Eur J Pediatr (2008) Springer-Verlag 2008; Bancroft, J., Herbenick DL, Reynolds MA. Masturbation as a Marker of Sexual Development; Two Studies 50 Years apart; in Bancroft et al. Sexual Development in Childhood; 156–185.

[18]Uwe Sielert, Einführung in die Sexualpädagogik, S. 104.

neu erworbene – kognitive und affektive – Wissen nicht abstrakt bleibt. So kann der Körper selbst zum ‚Lernort' werden."[19]

Eine solche „Ganzheitlichkeit" wirkt zunächst am Menschen interessiert, die Gefahr von Grenzüberschreitung und sexuellen Übergriffen ist dennoch gegeben. Besonders problematisch ist ein solcher ganzheitlicher Ansatz, wenn er bei Kindern angewandt wird, weil sie sich dagegen noch weniger zur Wehr setzen können als gegen bloße intellektuelle Indoktrination. Eine solche „Ganzheitlichkeit" muss sich den Vorwurf gefallen lassen, totalitär zu wirken.

5. Befreiungsbedürftigkeit von Sexualität aus gesellschaftlichen und religiösen Zwängen

In allen Kulturen gehört es zu den Selbstverständlichkeiten, dass Sexualität, kulturell, religiös und durch Gesetze „eingehegt" wird, da sie das Potential hat, den gesellschaftlichen Frieden zu stören. Die individualistischen postmodernen Gesellschaften verzichten weitgehend darauf und haben so ungeahnte Freiheiten ermöglicht. Worin die Notwendigkeit besteht, selbst diese wenigen stark reduzierten „Markierungen", die es noch gibt, abzustreifen, erschließt sich schwer:

„Sich auf kulturell festgelegte Markierungen (wie Geschlecht, sexuelle Orientierung, Kernfamilie, biologische Elternschaft) sicherheitsheischend zu verlassen, bedeutet, der Selbst-Entfaltung, dem aufregenden und zugleich befriedigenden Selbst-Entwurf aus dem Weg zu gehen."[20]

Das Bedürfnis nach Sicherheit wird zu einem abzustreifenden Anachronismus erklärt. Sexualität sei nur dann „aufregend" und „befriedigend", wenn sie sich ganz auf den Kompass eines aller kulturellen und selbst anthropologischen Beschränkungen baren sexuellen Lustempfindens verlasse. Dann habe sie auch das Potential zum „Selbst-Entwurf". Hier werden die nach wie vor sehr real und bedrückend empfundenen gesellschaftlichen Einschränkungen in anderen Bereichen, die notgedrungen auch auf die individuelle Sexualität zurückwirken, völlig ignoriert. Es mag durchaus für Einzelne gelten, dass sie vor allem in und durch die Sexualität Selbstverwirklichung erfahren, nicht aber für das Gros der Menschen.

---

[19]Elisabeth Tuider et al., Sexualpädagogik der Vielfalt. Praxismethoden zu Identitäten, Beziehungen, Körper und Prävention für Schule und Jugendarbeit, Juventa, Weinheim 2012, S. 167.

[20]Uwe Sielert, Gender Mainstreaming im Kontext einer Sexualpädagogik der Vielfalt. Auf: Bundeszentrale für gesundheitliche Aufklärung https://forum.sexualaufklaerung.de/index.php?docid=667 (Stand 22.09.2015).

6. Fokus auf sexuelles Lustempfinden

Vor allem die Singular-Stellung, die Sexualität für die SGS hat, zeigt am deutlichsten ihre Wurzeln in der Denkweise von Wilhelm Reich und Herbert Marcuse. Für diese Sexualphilosophen hatte sie die Macht, die Gesellschaft zu revolutionieren und sexuelle Gewalt zu verhindern. Diese Sicht wird von der SGS geteilt:

„Im Namen sexueller Lust ist bisher kaum eine pädagogische Theorie oder Konzeption entstanden, obwohl das die beste Prävention auch gegen sexuelle Gewalt wäre."[21]

Einer solchen naiven Heilsvorstellung von Sexualität steht etwa die Erfahrung aus der „Sexuellen Revolution" entgegen, die loszog mit den Slogans „Make love not war" und „Wer zweimal mit derselben pennt, gehört schon zum Establishment." Diese Bewegung führte weniger zu einer friedlichen Gesellschaft als zur Freiheit der Pornographen und zur ausufernden Instrumentalisierung der Sexualität im Sinne des „sex sells", d. h. zu ihrer Kommerzialisierung. Die von Sielert genannte „sexuelle Lust" ist bisher den empirischen Nachweis schuldig geblieben, dass sie an sich bereits revolutionäres Potential hätte, das dann zu einer gewaltfreien und friedlichen Gesellschaft führen würde.

7. Affirmative Einstellung gegenüber „vielfältigem" Sexualverhalten und „vielfältigen" Partnerschaftsmodellen

Mit der Postulierung der Befreiungsbedürftigkeit von Sexualität aus gesellschaftlichen und religiösen Zwängen und der Fokussierung auf das sexuelle Lustempfinden geht einher, dass ausgerechnet der heterosexuelle Geschlechtsverkehr entnormalisiert und abgewertet wird, obwohl er ohne Frage nach wie vor die weitaus häufigste Form der sexuellen Betätigung darstellt:

„Die Konsequenz *[Anm.: der gesellschaftlichen Entwicklung]* ist deutlich: der klassische heterosexuelle Koitus wird zu einer von vielen möglichen Formen, sexuell zu sein. Perversionen verlieren ihren perversen Charakter, indem sie einvernehmlich vorgenommen und stolz geoutet werden."[22]

Die Sexualpädagogik soll das Medium sein, um ein solches als sexuelles Schlaraffenland gedachtes Utopia zu verwirklichen: „Ziel *[Anm.: der Sexualpädagogik]* ist sowohl, vielfältige Perspektiven auf Sexualitäten und Begehrensformen, Lebensweisen und Identitätspositionen zu eröffnen, als auch, Erlebnisräume

---

[21]Uwe Sielert, Vortrag. In: Treffpunkt: Sexuelle Selbstbestimmung 30 Jahre Sexualpädagogik bei pro familia NRW. Dokumentation des Fachkongress am 26. und 27. Mai 2011 in Wuppertal, S. 21.
[22]Uwe Sielert, Einführung in die Sexualpädagogik, S. 57.

zum Experimentieren zu geben und die eigenen Denk- und Handlungsoptionen kreativ und lustvoll zu erweitern."[23]

Damit wird deutlich, dass es nicht etwa um Freiheit des Selbstausdrucks an sich geht, die Freiheit ist vielmehr das Mittel, zur sexuellen Lustentfaltung. Damit wird Sexualität zum Endziel. So wie die Vorstellung vom Schlaraffenland eine Dystopie ist, weil das Essen um seiner selbst willen alles beherrscht und durchdringt, hat auch die Vorstellung des Menschen als einem sich immerwährend sexuell befriedigendes Wesen etwas Absurdes und Groteskes an sich.

8. Schwerpunktmäßige Verlagerung der Sexualpädagogik aus der Familie in öffentliche Einrichtungen

Für die SGS erscheint es als besonderes Ärgernis, dass Sexualerziehung vom Verfassungsrecht her zunächst eine Prärogative der Familie ist. Deshalb wird nichts unversucht gelassen, die sexualpädagogische Kompetenz der Familie in Abrede zu stellen, und sie dem Aufgabenbereich von Erziehern und sexualpädagogischen Aktivisten zuzuteilen:

„Häufig geht es darum, zwischen dem Wohl des Kindes und den Vorstellungen der Eltern über das ‚richtige' sexuelle Verhalten ihres Kindes zu vermitteln. Unsicherheiten bestehen auf Seiten der Erzieherinnen und Erzieher sowie bei den Eltern, vermutlich mehr bei den Eltern."[24]

Realitätsfern mutet insbesondere der Perfektionismus-Anspruch an: Sexualität kann sich angeblich nur „frei" entfalten, wenn sie ständig „lustvoll" ist. Das steht im Widerspruch zur Alltagserfahrung vieler Erwachsener, dass Sexualität nur selten und nur in bestimmten Situationen, zu denen insbesondere der Zusammenhang mit der Verliebtheit und/oder das Bestehen einer vertrauensvollen langjährigen Partnerschaft gehören, rein lustvoll ist:

„Erwachsene – Pädagoginnen wie Eltern – können das nicht immer gelassen mit ansehen *[Anm.: gemeint ist die Experimentierfreude des Kindes]* und wissen nicht immer so recht, wie sie damit umgehen sollen. Nicht selten verhalten sie

---

[23]Elisabeth Tuider et al., Sexualpädagogik der Vielfalt. Praxismethoden zu Identitäten, Beziehungen, Körper und Prävention für Schule und Jugendarbeit, Juventa, Weinheim [2]2012, S. 40.

[24]Christa Wanzeck- Sielert, Sexualerziehung in Kindertageseinrichtungen. In: Renate-Berenike Schmidt und Uwe Sielert (Hg.), Handbuch Sexualpädagogik und sexuelle Bildung, Juventa, Weinheim 2008, S. 541.

sich ungeschickt und inkonsequent. So leben Kinder im Umgang mit Körper und Sexualität von der Spannung zwischen Entdeckungslust und Erfahrungsfrust."[25]

9. Aufhebung der Unterschiede zwischen kindlichem sexuell konnotiertem Verhalten und erwachsener Sexualität

Obwohl die SGS immer wieder den Versuch unternimmt, zwischen „kindlicher Sexualität" und „erwachsener Sexualität" einen Unterschied zu machen, finden sich weitaus häufiger Hinweise, dass dieser Unterschied nicht als ein wirklich gegebener angesehen wird, sondern sich vielmehr „modernisieren" lässt:

> Die Beziehungen zu den Eltern haben sich im Laufe der Zeit gewandelt: Mädchen flirten gelegentlich mit dem Vater und lassen die Mutter abblitzen, Jungen und Mädchen spielen schon mal gerne an den Brüsten der Mutter und träumen nachts vor lauter Eifersucht vom Autounfall des Vaters. Die Eltern nehmen mit Verwunderung wahr, dass sie zu begehrten Liebesobjekten wurden und zwar nicht nur sehnsüchtig umschwärmt, sondern manchmal ganz sinnlich und durchaus erotisch gefärbt.[26]

Hier wird Missverständnissen, die von Pädosexuellen ausgenutzt werden können, Tor und Tür geöffnet. So wissenschaftlich fragwürdig eine solche Gleichsetzung zwischen dem Spiel des Kindes und dem erwachsenen Ernst der Sexualität ist, so gefährlich ist sie für Kinder, wenn es Erwachsenen an Reife und Distanz fehlt. Es ist hier nur noch ein kleiner Schritt zur Schutzbehauptung, dass es die Kinder seien, die die Erwachsenen verführen würden, wie sie zuletzt in der Diskussion der Missbrauchsfälle in der katholischen Kirche und der Odenwaldschule immer wieder gebraucht wurde.

10. Parallelen zwischen empfohlenen Körperspielen und einer Schamgrenzen aufweichenden Konditionierung

Die Aufhebung der Unterschiede zwischen kindlichem sexuell konnotiertem Verhalten und erwachsener Sexualität findet sich nicht nur in programmatischen Schriften, sondern findet ihr Fortsetzung in „Übungen", die von der „Sexualpädagogik der Vielfalt" vorgeschlagen werden.

So empfiehlt Tuider in der Angabe zu einer Variationsmöglichkeit der Übung „Erster Eindruck" (ab 10 Jahren):

---

[25]Christa Wanzeck-Sielert, Psychosexuelle Entwicklung des Kindes und sexualpädago-gische Herausforderung, BZgA- Homepage, Quelle: https://forum.sexualaufklaerung.de/ index.php?docid=459 (Stand 22.09.2015).

[26]Uwe Sielert, Einführung in die Sexualpädagogik, S. 106, unter der Überschrift „Sexuelle Sozialisation im vierten Lebensjahr".

„Je nach Gruppe können auch persönliche Themen aufgenommen werden und zum Beispiel Eindrücke zu ‚Was ich sexuell schon immer mal ausprobieren wollte‘, ‚Was ich sexuell auf keinen Fall tun würde‘ oder ‚Meine Lieblingsstellung/Lieblingspraktik‘ gesammelt werden.“[27]
Zur Übung „Das erste Mal ... ja, welches denn?“ (ab 13 Jahren) zu den „Erstes-Mal-Karten“ gehören u. a. das erste Mal Selbstbefriedigung, das erste Mal Petting, das erste Mal Analverkehr:

> Dort sollen sich die Teilnehmenden über Wünsche, Unsicherheiten, Fantasien, Hoffnungen und Ängste in Zusammenhang mit den auf den Karten beschriebenen ersten Malen austauschen. Dann wählen sie ein erstes Mal aus, dass sie in freigewählter Form (als Gedicht, als Bild, als Skulptur, als Theaterstück, Sketch, Pantomime oder Ähnliches) vorbereiten/darstellen. Im Plenum präsentiert jede Kleingruppen ihr erstes Mal, das von den Zuschauenden erraten werden soll.[28]

Bisweilen erinnern von Sexualpädagogen vorgeschlagene Übungen eher an die auflockernden Spiele bei Swinger-Parties als an sexualpädagogische Arbeit wie bei der Beschreibung zur Übung „Der Po gehört zu ...“, die sich dezidiert an Kinder im Vorschulalter richtet:

> Ein Kind fängt an und wird zum ‚Po-Begutachter‘. Die anderen Kinder stellen sich in einer Reihe auf, mit dem nackten Po in Richtung Po-Begutachter. Mit einem Bettlaken werden die Oberkörper der Kinder verdeckt, damit der Po-Begutachter es beim anschließenden Raten nicht zu leicht hat. Nun darf er die Po-Ausstellung abschreiten und rät, welcher Po zu welchem Kind gehört. Wenn ihm bei einem Po gar nichts einfällt, dann darf er ihn vorsichtig und zärtlich streicheln oder kneifen, um dem Besitzer ein Geräusch zu entlocken. Anschließend wird geprüft, wie gut er geraten hat.

Und in den Varianten zu dieser Übung:
„Das Spiel lässt sich im Prinzip mit jedem Körperteil spielen. Dann wird daraus ein [...] ‚Dieser Pimmel gehört zu‘ Spiel.“[29]

---

[27]Elisabeth Tuider et al., Sexualpädagogik der Vielfalt. Praxismethoden zu Identitäten, Beziehungen, Körper und Prävention für Schule und Jugendarbeit, S. 80.
[28] Ebd. S. 151.
[29]Lothar Kleinschmidt u. a., Lieben–kuscheln – schmusen. Hilfen für den Umgang mit kindlicher Sexualität im Vorschulalter. In: ProFamilia NRW (Hg.), Sexualpädagogische Reihe. Bd. 1, Ökotopia-Verlag, Münster 1994, S. 90.

11. Abwendung von Biologie und Entwicklungspsychologie als Leitwissenschaften der Sexualpädagogik zugunsten der Gender Studies

Sielert postulierte bereits 2001: „Das nachfolgend von mir erläuterte Verständnis einer Sexualpädagogik der Vielfalt von Geschlecht, Lebensweise, Generativität und Begehren skizziert den sexualpädagogischen Horizont, der durch Gender Mainstreaming als momentan konsensfähigem Motor der Veränderung angesteuert werden kann."[30]

Seitdem ist viel geschehen, diese Vorstellung von Sexualpädagogik umzusetzen, allerdings haben sich auch Widerstände formiert, denn obwohl immer wieder behauptet wird, dass „Gender Mainstreaming" lediglich auf Gleichberechtigung von Individueen abzielen würde, zeigt bereits der Eingangssatz von Sielert, dass es hier um Gleichwertigkeit von Kategorien wie „Geschlecht, Lebensweise, Generativität und Begehren" gehen soll. „Vielfalt" wird so von einer Beschreibung zu einem normierenden Begriff.

Anforderungen

Für den Autor dieses Beitrags stellen sich sechs Anforderungen an eine alternative Sexualpädagogik (Toleranz gegenüber nicht-heterosexuellen Lebensweisen muss nicht extra erwähnt werden, da Toleranz selbstverständlich in allen pädagogischen Zusammenhängen vertreten werden sollte):

1. Menschliche Sexualität ist zuvorderst ein körperliches und emotionales Ereignis. Die Möglichkeit, sie „entwicklungssensibel zu fördern", ist daher zu allererst darin zu sehen, für eine gesunde körperliche und stabile emotionale Entwicklung zu sorgen. Das beinhaltet auch, dieser Entwicklung nicht zu schaden. Von einer zu frühen „Intellektualisierung" durch Detailwissen über Erwachsenensexualität ist abzuraten, weil sie dazu zu führen scheint, dass Kinder überfordert sind und mit einem „sexualisierten" Verhalten, das nicht spontan und altersgemäß ist, darauf reagieren. Eine ähnliche Überforderungskompensation lässt sich auch bei der Konfrontation mit anderen Erwachsenenthemen wie Gewalt, Krankheit und Tod feststellen. Die Psychonanalyse

---

[30]Uwe Sielert, Gender Mainstreaming im Kontext einer Sexualpädagogik der Vielfalt. Auf: Bundeszentrale für gesundheitliche Aufklärung https://forum.sexualaufklaerung.de/index. php?docid=667 (Stand 22.09.2015).

scheint hier richtig erkannt zu haben, dass Sexualität wie diese anderen existentiell bedeutsamen Bereiche einen erwachsenen Menschen für die erfolgreiche Bewältigung braucht, wenn sie nicht zu neurotischer Störung führen soll.

2. Auf die Vermittlung von Schutzwissen kann nicht verzichtet werden. Dazu gehört grundlegendes Gesundheitswissen mit Bezug auf die Reproduktionsorgane, in der Pubertät auch Verhütungswissen, der Hinweis auf Anzeichen für missbräuchliche Manipulation durch Erwachsene oder andere Jugendliche und die Bedeutung von emotionaler Stabilität. Bei älteren Jugendlichen sollte dieses Schutzwissen um den Aspekt der Verantwortung für sich und den sexuellen Partner oder die Partnerin ergänzt werden. Generell kann davon ausgegangen werden, dass Sexualverhalten, das „nur Spaß" ist, auf Dauer als flach und emotional unbefriedigend erfahren wird. Für eine (auch aus der Sicht von Kindern und Jugendlichen!) nach wie vor wünschenswerte stabile Beziehung kann dies schnell aufkommende Langeweile und Überdruss in der Partnerschaft und sexuelle Lustlosigkeit bedeuten – ein absurder Langzeiteffekt einer vorgeblich sexualfreundlichen Sexualpädagogik.

3. Ein altersgerechtes Aufgreifen der für die meisten Kinder und dann vor allem für Jugendliche bedeutsamen Frage nach dem, was Männlichkeit und Weiblichkeit über das angeborene biologische Geschlecht hinaus bedeutet. Hier sind sich Pädagogen schon seit Langem einig, dass es bezüglich der Rollen von weiblichen und männlichen Menschen keine im biologischen Geschlecht begründeten Einschränkungen oder Forderungen geben soll. Der sich wie ein roter Faden durch die individuelle psychosoziale Entwicklung ziehenden Frage nach der eigenen geschlechtlichen Identität und Rolle mit einer frühzeitigen theorielastigen Betonung der sog. Gender Diversity zu begegnen bzw. auszuweichen, ist aus entwicklungspsychologischer Sicht zumindest fragwürdig, wenn nicht sogar „Missbrauch", weil ein psychisches Grundbedürfnis nach Orientierung und Sicherheit aus ideologischen Gründen missachtet wird.

4. Es ist naiv, anzunehmen, Kinder und Jugendliche hätten eine Art natürlicher Immunität gegen die Einflüsse der heute ständig verfügbaren Pornographie. Diese Einschätzung beruht auf der derzeit auch von der empirischen Sexualwissenschaft unterstützten Gleichsetzung von Pornographiekritik mit der Anti-Masturbations-Hysterie des 19. Jahrhunderts und des kirchlichen Kampfes gegen „Schmutz und Schund" in der ersten Hälfte des 20. Jahrhunderts. Beobachtungen von Pädagogen und Kinderpsychologen widersprechen einer solchen Sicht. Medienpädagogische Sensibilisierung ist deshalb ohne Frage nötig.

5. Die Förderung von Achtsamkeit gegenüber den eigenen körperlichen und emotionalen Bedürfnissen ist wünschenswert, da ein achtsamer Umgang mit sich die Grundlage für Empathie und für die Entwicklung von Resilienz

gegenüber negativen Wirkungen von außen ist und generell zu höherer
Lebenszufriedenheit führt.

6. Schließlich muss Sexualwissenschaft als Wissenschaft eine Forderung stellen:
Wie in allen anderen Disziplinen ist auf die Vorläufigkeit und Widersprüch-
lichkeit von „Faktenwissen" hinzuweisen. Eine entwicklungssensible Sexualpädagogik muss mit Fragen beginnen, nicht mit Antworten. Zu oft scheint
aber bei Sexualpädagogen ein geradezu zelotischer Eifer vorzuherrschen „auf-
zuklären" über Sachverhalte oder Visionen, die an der Lebenswirklichkeit von
Kindern und Jugendlichen vorbeigehen. Hier scheint sich pädagogischer Eifer
bisweilen in Sadismus zu umzuwandeln, wenn Schamgrenzen nicht respektiert
werden und Tabus nur als überflüssige Hindernisse angesehen werden. Das ist
zumindest nach Aussagen von Eltern und nach Reaktionen von Kindern und
Jugendlichen auf sexualpädagogische Maßnahmen nicht selten der Fall. Sexualpädagogik darf aber nicht der Selbstverwirklichung von Aufklärern dienen,
sondern muss das Wohl und die ganze Persönlichkeit der anvertrauten Kinder
und Jugendlichen im Blick haben.

Schlussfolgerung

Zwar wird von SGS vertreten, es gäbe eine wissenschaftliche Disziplin Sexualpädagogik, tatsächlich handelt es sich bei Sexualpädagogik jedoch eher um ein Auf-
gabenfeld, das von verschiedenen Seiten aus mit unterschiedlichen Methoden
angegangen werden könnte und sollte. Es mangelt der SGS sowohl an wissenschaftlicher Fundierung als auch an einer breiten und kontroversen wissenschaftlichen Diskussion. Diese müsste kritisch die Prämissen hinterfragen, aufgrund
derer Richtlinien und Aufklärungsmaterial entwickelt, Methoden angewandt und
Inhalte als verbindlich festgelegt werden. Ein solcher Mangel ist eine fragwür-
dige Basis für die Festlegung von verpflichtend zu unterrichtenden Inhalten,
zumal diese in vielen Fällen weniger von Lehrern als von externen Gruppen vermittelt werden. Vieles konnte hier nur angedeutet werden, da es einer intensiven
erziehungswissenschaftlichen ideen- und institutionengeschichtlichen Aufarbeitung bedarf, um die Hintergründe und die Zusammenhänge zu verstehen, die zur
Etablierung eines solchen selbstreferenziellen Systems mit Monopolcharakter
geführt haben. Es könnte sich dabei – ohne einer eingehenden wissenschaftlichen
Überprüfung vorzugreifen – einerseits um die Folgen eines Mangels an wissenschaftlicher so wie politischer Achtsamkeit und andererseits um die Folgen einer
Besetzung von Schlüsselpositionen handeln, die zunächst vom Mangel an Kon-
kurrenz bestimmt wurde und dann, nach dem Erreichen einer kritischen Masse

und dem Erlangen gewisser Machtbefugnisse, das Denunzieren und Verdrängen abweichender Vorstellungen ermöglichte[31]. Zum Beleg des eigenen Erfolgs und der Richtigkeit der eigenen Auffassungen kann die SGS auf die riesigen Auflagen kostenloser Broschüren verweisen. Skepsis ist dennoch angebracht, denn die sexualphilosophischen Fundamente erweisen sich wissenschaftlich als wenig tragfähig.

---

[31]Dem Verfasser liegen entsprechende Vorgänge vor. Die Betroffenen möchten nicht genannt werden, da sie weitere Einschränkungen befürchten.

Literatur

Bancroft, J. (Hrsg.). (2003). *Sexual development in childhood*. Bloomington: Indiana University Press.

Bancroft, J., Herbenick, D. L., & Reynolds, M. A. (2003). Masturbation as a marker of sexual development; two studies 50 years apart. In J. Bancroft et al. (Hrsg.), *Sexual development in childhood* (S. 156–185).

Bates, J. E., Alexander, D. B., Oberlander, S. E., Dodge, K. A., & Pettit, G. S. (2003). Antecedents of sexual activity at ages 16 and 17 in a community sample followed from age 5. In *Sexual development in childhood* (S. 206–237).

Beate, M., & Wanzeck-Sielert, C. (1999). Wie sollen Kinder Sexualität lernen? Kindersexualität zwischen Doktorspielen und Erwachsenenzentrismus. In *Sinn durch Sinnlichkeit. Sexualpädagogik und Spätmoderne*. Institut für Sexualpädagogik.

Bromberg, D. S., & O'Donohue, W. T. (Hrsg.). (2013). *Handbook of child and adolescent sexuality: Developmental and forensic psychology*. Academic Press.

Freud, A. (1950). *Heimatlose Kinder*. London: Fischer.

Graaf, H. de, & Rademakers, J. (2006). Sexual development of prepubertal children. *Journal of Psychology & Human Sexuality, 18*(1), 1–21.

Haeberle, E. J. (2000). *Die Sexualität des Menschen*. Hamburg.

Harlow, H. F., Dodsworth, R. O., & Harlow, M. K. (1965). Total social isolation in monkeys. *Proceedings of the National Academy of Sciences U S A, 54*(1), 90–97.

Karlheinz, V. (2008). Sexuelle Bildung: Neues Paradigma einer Sexualpädagogik für alle Lebensalter. In R.-B Schmidt & U. Sielert (Hrsg.), *Handbuch Sexualpädagogik und sexuelle Bildung*. Weinheim: Juventa.

Kleinschmidt, L., et al. (1994). Lieben – kuscheln – schmusen. Hilfen für den Umgang mit kindlicher Sexualität im Vorschulalter. In ProFamilia NRW (Hrsg.), *Sexualpädagogische Reihe. Bd. 1*. Münster: Ökotopia-Verlag.

Mallants, C., & Casteels, K. (2008). Practical approach to childhood masturbation – a review. *European Journal of Pediatrics, 167*(10), 1111–1117. Springer-Verlag.

Renate, V. (2010). Sexualisiertes Verhalten von Kindern – Stellenwert für die Diagnostik eines sexuellen Missbrauchs. In M. Clauß, M. Karle, M. Günter & G. Barth (Hrsg.), *Sexuelle Entwicklung – sexuelle Gewalt; Grundlagen forensischer Begutachtung von Kindern und Jugendlichen* (S. 41–65). Lengerich: Pabst Science.

© Springer Fachmedien Wiesbaden 2017   139
H. Wettstein, *Sexualaufklärung und Herausforderung Pornographie*,
DOI 10.1007/978-3-658-13241-5

Schroll, E. (BZgA). (2005). Die Kinderliedertour „Nase Bauch, Po" der BZgA. Eine bundesweite Initiative zur länderspezifischen Umsetzung der Sexualerziehung im Kindergarten. In P. Hofrichter & D. Frevel (HAG), *Kuscheln, Fühlen Doktorspiele… Dokumentation zur Fachtagung „Frühkindliche Sexualerziehung in der Kita".* Hamburg.

Sielert, U. (2005). *Einführung in die Sexualpädagogik.* Weinheim: Beltz.

Sielert, U. (2015). Gender Mainstreaming im Kontext einer Sexualpädagogik der Vielfalt. Bundeszentrale für gesundheitliche Aufklärung. https://forum.sexualaufklaerung.de/index.php?docid=667. Zugegriffen: 22. Sept. 2015.

Sielert, U. Vortrag. In Treffpunkt: Sexuelle Selbstbestimmung 30 Jahre Sexualpädagogik bei pro familia NRW. Dokumentation des Fachkongress am 26. und 27. Mai 2011 in Wuppertal, S. 21.

Tuider, E., et al. (2008). *Sexualpädagogik der Vielfalt. Praxismethoden zu Identitäten, Beziehungen, Körper und Prävention für Schule und Jugendarbeit.* Weinheim: Beltz Juventa.

Wanzeck-Sielert, C. (2008). Sexualerziehung in Kindertageseinrichtungen. In R.-B. Schmidt & U. Sielert (Hrsg.), *Handbuch Sexualpädagogik und sexuelle Bildung.* Weinheim: Juventa.

Wanzeck-Sielert, C. (2015). Psychosexuelle Entwicklung des Kindes und sexualpädagogische Herausforderung, BZgA- Homepage, Quelle: https://forum.sexualaufklaerung.de/index.php?docid=459. Zugegriffen: 22. Sept. 2015.

WHO-Regionalbüro für Europa und BZgA. (Hrsg.). (2011). Standards für die Sexualaufklärung in Europa. Rahmenkonzept für politische Entscheidungsträger, Bildungseinrichtungen, Gesundheitsbehörden, Expertinnen und Experten, Köln.

The manufacturer's authorised representative in the EU is Springer
Nature Customer Service Centre GmbH, Europaplatz 3, 69115 Heidelberg,
Germany. If you have any concerns regarding our products, please
contact ProductSafety@springernature.com

Printed and bound by CPI Group (UK) Ltd, Croydon, CR0 4YY
27/04/2026
02097616-0004